普通高等教育护理学专业应用型教材

基础护理技能实训指导

主　编　化前珍　段思柳
副主编　吕清巧　尼春萍　李晓娟
编　委（按姓氏笔画排序）
　　　　马　星　西安培华学院
　　　　王　佳　朔州市大医院
　　　　王　侠　西安培华学院
　　　　王向青　空军军医大学
　　　　化前珍　西安培华学院
　　　　尼春萍　空军军医大学
　　　　吕清巧　西安职业技术学院
　　　　苏向妮　空军军医大学
　　　　李　沛　空军军医大学
　　　　李　英　西安培华学院
　　　　李　静　西安培华学院
　　　　李安琪　西安培华学院
　　　　李晓娟　西安培华学院
　　　　杨婵娟　西安培华学院
　　　　张丽媛　西安培华学院
　　　　画　妍　空军军医大学
　　　　帖晓瑛　西安培华学院
　　　　段思柳　西安培华学院
　　　　姚瑶瑶　西安培华学院
　　　　鲍晓咪　西安培华学院
　　　　翟绪香　西安培华学院

西安交通大学出版社
XI'AN JIAOTONG UNIVERSITY PRESS

图书在版编目(CIP)数据

基础护理技能实训指导 / 化前珍,段思柳主编.
西安:西安交通大学出版社,2025.1. -- (普通高等
教育护理学专业应用型教材). -- ISBN 978 - 7 - 5693
- 3059 - 5
Ⅰ. R78
中国国家版本馆 CIP 数据核字第 2024MA1872 号

书　　名	基础护理技能实训指导
主　　编	化前珍　段思柳
责任编辑	张永利
责任校对	郭泉泉
出版发行	西安交通大学出版社
	(西安市兴庆南路1号　邮政编码710048)
网　　址	http://www.xjtupress.com
电　　话	(029)82668357　82667874(市场营销中心)
	(029)82668315(总编办)
传　　真	(029)82668280
印　　刷	西安五星印刷有限公司
开　　本	787mm×1092mm　1/16　印张 12.625　字数 277 千字
版次印次	2025 年 1 月第 1 版　2025 年 1 月第 1 次印刷
书　　号	ISBN 978 - 7 - 5693 - 3059 - 5
定　　价	49.00 元

如发现印装质量问题,请与本社市场营销中心联系。
订购热线:(029)82665248　(029)82667874
投稿热线:(029)82668803

版权所有　侵权必究

前　　言

为了适应新时期医学教育改革发展的新变化、新要求，提高护理专业课程的教学质量，密切课程教学与岗位需求的对接，强化学生的基本技能训练，更好地实现提高技术、培养综合能力和素质的目标，我们根据护理人才培养的实际需求，编写了这本《基础护理技能实训指导》教材。

基础护理是护理学实践范畴中的重要组成部分，是学生学习临床专科护理的基础。基础护理技能是基础护理学的重要组成部分。本教材的编写旨在以学生为教学主体，以实践需求为导向，以能力培养为本位，规范训练和提高学生的基本技能操作、综合分析应用、评判性思维及岗位适应能力。本教材根据护理专业人才培养目标和基础护理学课程教学大纲，紧密结合岗位能力培训项目及要求，将临床最常用的基础护理技能操作整合分类为感染防控技术、清洁卫生和生活护理技术、运送患者技术、生命体征护理技术、常用冷疗及热疗技术、排泄护理技术、药疗护理技术、急救及临终护理技术等8个模块、43个项目共51种技术操作。在教材编写的过程中，我们学习、参考国内外相关教材，借鉴国家护理职业技能大赛的评价标准，注重教材的先进性、思想性、综合性和实用性，融入课程思政元素，突出人文素质培养。在每项技术中加入案例情境，对操作实施步骤制订评分标准，并在每个项目后留有操作反思，这些都为学生进行技能实训时尽快明确操作要点和重点、规范掌握基本技能操作方法、提高分析问题和解决问题的能力提供了有益的指导。反思操作过程、总结操作心得体会也为学生评判性思维的培养及实践学习效果的提高提供了积极的帮助。此外，教材还配有部分操作和实物的照片，更具有直观性和真实性，有助于学生加深认识和理解。

本教材适用于护理专业学生，也可作为医院新入职护士和各级护理人员培训考核的参考用书。

本教材融入了编写人员多年的教学改革实践感悟和教学经验，但限于编者的能力和水平，仍不乏纰漏之处，恳请使用本教材的广大师生和护理同仁惠予斧正，以便我们今后不断改进和完善。在此特表示深深的谢意。

化前珍　段思柳
2024年5月

目　　录

模块一　感染防控技术 ·· 1
　项目一　洗手法 ··· 1
　项目二　无菌技术基本操作方法 ·· 4
　项目三　一次性帽子、口罩的使用 ·· 12
　项目四　穿、脱隔离衣 ·· 15
　项目五　穿、脱防护服 ·· 19

模块二　清洁卫生和生活护理技术 ··· 25
　项目一　铺备用床 ·· 25
　项目二　铺暂空床 ·· 29
　项目三　铺麻醉床 ·· 33
　项目四　卧床患者更换床单法 ··· 36
　项目五　特殊口腔护理 ·· 41
　项目六　床上洗头（洗头车） ·· 45
　项目七　床上擦浴 ·· 48
　项目八　床上更衣 ·· 52
　项目九　变换卧位法 ··· 55
　项目十　会阴部的清洁护理 ··· 64
　项目十一　协助进水 ··· 68
　项目十二　进食帮助 ··· 72
　项目十三　鼻饲法 ·· 76
　项目十四　便器的使用 ·· 82
　项目十五　如厕帮助 ··· 85
　项目十六　纸尿裤更换 ·· 88

模块三　运送患者技术 ·· 91
　项目一　轮椅运送法 ··· 91
　项目二　平车运送法 ··· 94

模块四　生命体征护理技术 ·· 100
　项目一　体温、脉搏、呼吸、血压的测量 ··· 100
　项目二　体温单的绘制 ·· 104

1

  项目三 吸氧法 …… 108
  项目四 咽拭子标本的采集法 …… 112
  项目五 雾化吸入法 …… 115
模块五 常用冷疗及热疗技术 …… 122
  项目一 冷湿敷 …… 122
  项目二 热湿敷 …… 125
  项目三 温水拭浴 …… 128
模块六 排泄护理技术 …… 132
  项目一 灌肠法 …… 132
  项目二 导尿术 …… 139
模块七 药疗护理技术 …… 149
  项目一 青霉素皮试液的配制 …… 149
  项目二 皮内注射法 …… 152
  项目三 皮下注射法 …… 155
  项目四 肌内注射法 …… 159
  项目五 静脉注射法 …… 163
  项目六 密闭式周围静脉输液法（头皮针） …… 167
  项目七 密闭式周围静脉输液法（留置针） …… 173
模块八 急救及临终护理技术 …… 182
  项目一 吸痰法 …… 182
  项目二 洗胃法 …… 186
  项目三 尸体护理 …… 190
附录 常用操作考核用语及操作流程 …… 195
参考文献 …… 196

模块一　感染防控技术

项目一　洗手法

洗手是医务人员用流动水和洗手液（肥皂）揉搓冲洗双手，去除手部皮肤污垢、碎屑和部分微生物的过程。有效的洗手可清除手上99%以上的各种暂居菌，是防止医院感染传播最重要的措施之一。

【操作目的】

清除手部皮肤污垢和大部分暂居菌，切断通过手传播感染的途径。

> 情境导入：
> 　　戴某，男，38岁，因发热、腹痛、腹泻，以"急性胃肠炎"急诊入院。医生检查患者后，开出医嘱：0.9%氯化钠注射液500mL，立即静脉滴注。护士需要完成以下任务。
> 　　任务目标：
> 　　为执行医嘱，做输液准备，护士有效洗手，防止医院感染传播。
> 　　任务实施：
> 　　护士拟为患者准备输液物品，正确实施洗手。

【操作准备】

1. 用物准备：流动水洗手设施、洗手液（肥皂）、干手设施（干手器、一次性纸巾或消毒小毛巾等可避免手再次污染的设施），必要时备护手液或直接干手消毒剂。
2. 环境准备：清洁、宽敞。
3. 护士准备：衣帽整洁，着装整齐，修剪指甲，取下手表，卷袖过肘。

【操作流程及评分标准】

洗手法的操作流程及评分标准见表1-1-1。

表 1-1-1　洗手法的操作流程及评分标准

操作流程	操作步骤	分值	扣分项目	扣分
素质要求 （5分）	1. 仪表大方，沉着稳健	1	紧张、不自然扣1分	
	2. 报告姓名、操作项目，语言流畅	2	未报告扣2分，报告不全扣1分	
	3. 衣帽整洁，着装符合要求，指甲已修剪	2	衣着不整扣1分，未修剪指甲扣1分	
评估 （7分）	1. 用物：设施齐全，符合要求	3	物品每缺一项扣1分	
	2. 环境：整洁、宽敞、安全（口述：水龙头应为感应或脚踏式的）	2	未口述水龙头要求扣1分，其他不合适扣1分	
	3. 护士：着装整洁，取下手表，卷袖过肘	2	未取下手表扣1分，未卷袖过肘扣1分 各项均未评估扣7分，每缺一项扣2分	
实施过程 （73分）	1. 准备：打开水龙头，调节合适水流和水温	1	水流过大或过小扣1分	
	2. 湿手：在流动水下淋湿双手	1	未湿手扣1分	
	3. 涂剂：关闭水龙头，取适量清洁剂均匀涂抹于全手掌、手背、手指和指缝	2	未涂清洁剂或涂剂不均匀扣2分	
	4. 揉搓：清洗双手，包括指背、指尖和指缝、手腕，认真揉搓双手至少15秒（图1-1-1）	5	洗手时间不足15秒扣5分	
	（1）掌心相对，手指并拢相互揉搓	5	操作程序缺项，每项扣5分；操作有误，每项扣2~5分；步骤颠倒，每项扣5分；洗手后二次污染扣5分	
	（2）手心对手背，沿指缝相互揉搓，交换进行	10		
	（3）掌心相对，双手交叉指缝相互揉搓	5		
	（4）弯曲手指，使关节在另一掌心旋转揉搓，交换进行	10		
	（5）一手握另一手拇指旋转揉搓，交换进行	10		
	（6）五个手指尖并拢在另一手掌心旋转揉搓，交换进行	10		
	（7）握住手腕回旋揉搓手腕部及腕上10cm，交换进行	8		
	5. 冲净：打开水龙头，在流动水下彻底冲净双手	2	冲洗时双手指尖未向下扣2分	
	6. 干手：关闭水龙头，擦干双手；必要时涂护手液	2	未擦干双手扣2分	
	7. 整理用物，按医疗、生活垃圾要求处理	2	未按要求处理扣2分	

续表

操作流程	操作步骤	分值	扣分项目	扣分
评价 (7分)	1. 七步洗手方法正确	3	方法不规范扣3分	
	2. 冲洗彻底	2	冲洗不彻底扣2分	
	3. 工作服未被溅湿	2	工作服被溅湿扣2分	
理论知识 (8分)	1. 洗手的目的 2. 洗手的基本步骤 3. 举例说明手部皮肤常居菌、暂居菌	8	回答错误扣8分；回答不完整，每缺一项扣1~2分	
合计		100	扣分	
			最终得分	

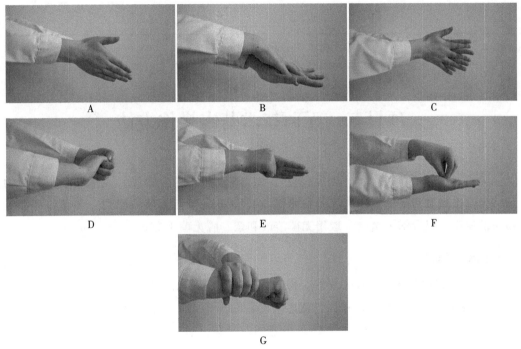

图1-1-1 七步洗手法

【注意事项】

1. 明确洗手原则。

(1)当手部有血液或其他体液等肉眼可见污染时应洗手。

(2)可能接触艰难梭菌、肠道病毒等对速干手消毒剂不敏感的病原微生物时应洗手。

2. 洗手彻底，各个部位揉搓无遗漏，均需洗到、冲净，尤其是指背、指尖、指缝和指关节等易污染部位；冲净双手时，注意指尖应向下。

3. 牢记洗手时机。

（1）清洁、无菌操作前，包括侵入性操作前应洗手。

（2）接触患者前应洗手。

（3）暴露患者体液风险后，包括接触患者黏膜、破损皮肤或伤口、血液、体液、分泌物、排泄物、伤口敷料等之后应洗手。

（4）接触患者后应洗手。

（5）接触患者周围环境后，包括接触患者周围的医疗相关器械、用具等物体表面后应洗手。

4. 戴手套不能代替洗手，脱手套后仍应洗手。

【操作反思】

___

___

___

项目二　无菌技术基本操作方法

无菌技术是指在医疗、护理操作过程中，防止一切微生物侵入人体和防止无菌物品、无菌区域被污染的技术。无菌技术基本操作方法包括无菌持物钳、无菌容器、无菌包的使用，以及铺无菌盘、取用无菌溶液和戴、脱无菌手套6项。

【操作目的】

1. 正确完成各项无菌技术操作，保证无菌物品及无菌区域不被污染。
2. 培养严谨务实的工作作风，概念明确，操作规范，方法正确，动作轻稳。

> **情境导入：**
>
> 　　患者，女，68岁，中午在家做饭时不慎将菜刀掉到左脚背上，刀刃将脚背切出一道伤口，流血不止，由家人送往医院急诊。医生接诊后，检查伤口约有2cm长、0.5cm深，仍在渗血，需要缝合。护士配合医生准备用物。护士需要完成以下任务。
>
> **任务目标：**
>
> 1. 准备无菌换药物品、无菌治疗巾包、无菌手套。
> 2. 铺无菌治疗盘，倒取无菌生理盐水。
> 3. 能正确遵循无菌技术操作原则完成无菌技术基本操作。

> 任务实施：
> 1. 护士洗手，准备用物，铺无菌治疗盘，倒取无菌生理盐水，戴无菌手套。
> 2. 护士无菌观念强，能正确区分无菌区和非无菌区，熟练进行无菌技术基本操作。
> 3. 护士具有慎独修养、严谨求实的工作态度和规范的职业行为。

【操作准备】

1. 用物准备：流动水洗手设施、清洁剂、干手设施，必要时备护手液或直接干手消毒剂。

（1）治疗车1上：清洁治疗盘内放无菌持物钳（存放于无菌广口容器内）、无菌换药包、无菌缝合包、无菌治疗巾包、250mL无菌生理盐水、无菌棉签、无菌纱布罐、无菌棉球罐、5mL无菌注射器2个、无菌手套2副，治疗盘外放弯盘。

（2）治疗车2上：放清洁治疗盘、弯盘。

2. 环境准备：清洁、宽敞、明亮、定期消毒。

3. 护士准备：衣帽整洁，着装整齐，修剪指甲，洗手，戴口罩。

【操作流程及评分标准】

无菌技术基本操作方法的操作流程及评分标准见表1-2-1。

表1-2-1 无菌技术基本操作方法的操作流程及评分标准

操作流程	操作步骤	分值	扣分项目	扣分
素质要求 （5分）	1. 仪表大方，沉着稳健	1	紧张、不自然扣1分	
	2. 报告姓名、操作项目，语言流畅	2	未报告扣2分，报告不流畅扣1分	
	3. 衣帽整洁，着装符合要求，指甲已修剪	2	着装不整洁扣1分，未修剪指甲扣1分	
评估 （8分）	1. 用物：设施齐全，符合要求 2. 环境：清洁、干燥，操作台平坦、宽敞 3. 护士：仪表端正，洗手、戴口罩规范	3 2 3	用物不全扣1~3分 未擦操作台扣1~2分 着装不整或戴首饰各扣1分，未洗手或洗手不规范扣1分，未戴口罩扣1分 各项均未评估扣8分；一项未评估扣2~3分	

续表

操作流程	操作步骤	分值	扣分项目	扣分
实施过程 （75分）	1. 将治疗盘置于操作台上，取纱布擦净治疗盘，将纱布放于弯盘内	1	未擦净治疗盘扣1分	
	2. 正确使用无菌包： (1)按要求检查核对无菌治疗巾包，逐层打开(图1-2-1) (2)用无菌持物钳夹取一块无菌治疗巾，放入治疗盘内 (3)包内用物未用完，应按原折痕包好，注明开包日期与时间(口述有效期为24小时)(图1-2-2)	12	开包时未遵循无菌技术操作原则一次扣2分 污染包布或包内物品一次各扣2分 包包顺序不正确或污染扣2分，未注明开包日期和时间扣2分，未口述有效期扣2分	
	3. 正确使用无菌持物钳： (1)取出或放回无菌持物钳时，钳端应闭合，不可触及容器口边缘及外壁(图1-2-3) (2)使用时保持钳端向下，用后快速垂直放回容器，松开轴节并封盖	10	钳端触碰容器边缘扣2分 钳端倒转向上扣3分，钳端低于操作台面扣2分，用后未及时放回或放入容器扣1分，未松开轴节、未封盖各扣1分	
	4. 正确铺无菌盘、使用无菌容器：以单巾铺盘法为例(图1-2-4) (1)铺巾：双手捏住治疗巾上层两角外面，轻轻抖开，由近侧向对侧方向铺于治疗盘上，双折平铺于治疗盘上，内面为无菌面，将上层呈扇形折至对侧，开口向外 (2)放入无菌物品：按要求检查无菌治疗碗包，逐层打开，将无菌治疗碗放入已铺好的无菌盘内 (3)打开无菌纱布罐：将盖子平移离开容器内面向上平放于桌上，或拿在手上，取无菌持物钳夹取纱布后立即盖严(图1-2-5)，将夹取的纱布放入无菌盘内 (4)覆盖治疗盘：双手捏住扇形折叠层治疗巾外面，遮盖于物品上，对齐上下层边缘，将开口处向上翻折两次，两侧边缘分别向下折一次，露出治疗盘边缘 (5)记录铺盘时间(口述：有效期为4小时)并签名	20	打开无菌巾方法不正确扣1分，治疗巾扇形折叠不规范扣1分，开口未向外扣2分 未检查无菌治疗碗包扣1分，治疗碗取放操作错误扣1分 有盖容器开盖方法错误扣1分，容器盖放置方法错误扣1分，容器盖未盖严扣1分，操作中跨越无菌区扣3分，无菌物品污染一次或手触及无菌巾内面扣3分 无菌巾上、下边缘未对齐扣1分，各侧边缘未翻折扣1~2分 未注明铺盘时间或签名扣1分	

续表

操作流程	操作步骤	分值	扣分项目	扣分
实施过程 (75分)	5. 正确倒取无菌溶液： (1)按要求检查无菌治疗碗包，逐层打开，将无菌治疗碗放于操作台上 (2)取无菌溶液瓶，擦净瓶外灰尘，按要求对光仔细检查核对：瓶签上的药名、剂量、浓度和有效期；瓶盖有无松动；瓶身有无裂缝；溶液有无沉淀、浑浊等 (3)用启瓶器撬开瓶盖，消毒瓶塞待干，打开瓶塞 (4)将瓶签握于掌心，先倒出少许溶液冲洗瓶口(倒入弯盘内)，再由原处将溶液倒入无菌治疗碗内 (5)塞好瓶塞，于标签上注明开瓶日期、时间并签名 (6)持无菌治疗碗时，应托其底部	15	开包方法不正确扣1分 未擦瓶外灰尘扣1分，未检查瓶签、瓶塞、瓶身及药液质量酌情扣1~4分 开瓶方法不正确扣1分 手触及瓶口或瓶盖内面扣2分，未冲洗瓶口或范围小扣1分，瓶签未握于掌心扣1分，浸湿标签扣1分 未注明开瓶日期、时间或未签名扣1分 触及碗内面或边缘扣2分	
	6. 戴无菌手套方法正确：以分次取、戴法为例(图1-2-6) (1)检查手套袋外的号码、灭菌日期，以及包装是否完整、干燥 (2)将手套袋平放于桌面上打开 (3)一手掀开手套袋开口处，另一手捏住一只手套的反折部分(手套内面)，取出手套，对准五指戴上 (4)以未戴手套的手掀起另一只袋口，再用戴好手套的手指插入另一只手套的反折内面(手套的外面)，取出手套，以同法戴好 (5)分别将戴好手套的翻边扣套在工作服衣袖外面 (6)检查调整：双手对合交叉检查是否漏气，并调整手套位置 (7)脱手套：用戴手套的手捏住另一手套的腕部外面，翻转脱下；将已脱下手套的手指插入另一手套口内，捏住内面边缘，将其翻转脱下(图1-2-7) (8)按要求整理用物；洗手，脱口罩	17	未检查核对扣1分 取、戴方法不规范扣1分，戴手套卷边扣2分 戴手套时双手低于腰部或高于肩部扣1分，手套污染一次扣3分 未套在工作服衣袖外扣1分，手套外面(无菌面)触及工作服衣袖扣3分 未交叉检查、调整扣1分 脱手套时，手套外面(污染面)触及皮肤扣1分 未按要求处理扣2分，未洗手扣1分	

续表

操作流程	操作步骤	分值	扣分项目	扣分
评价 (6分)	1. 无菌观念强，操作规范	2	概念不清、方法不当扣2分	
	2. 物品摆放有序，未污染无菌区或无菌物品	3	摆放不当或污染无菌区及无菌物品扣1~3分	
	3. 时间：10分钟	1	每超时1分钟扣1分	
理论知识 (6分)	1. 无菌操作的基本原则	4	回答错误或不完整扣1~4分	
	2. 无菌包、无菌容器、铺好的无菌盘的有效期	2	有效期错误酌情扣1~2分	
合计		100	扣分	
			最终得分	

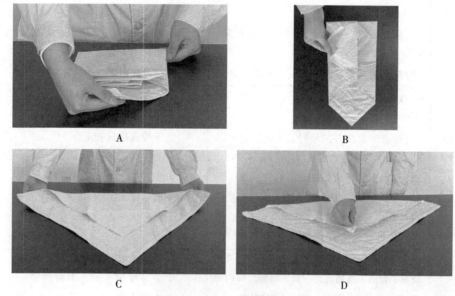

图1-2-1 无菌包打开法

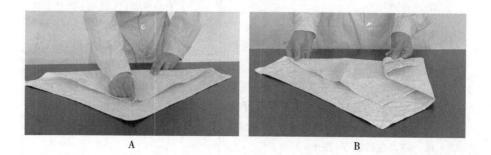

模块一 感染防控技术

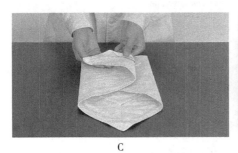
C

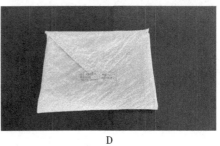
D

图1-2-2 无菌包的包法

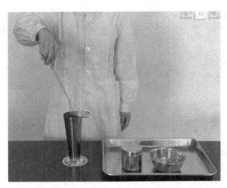

图1-2-3 取无菌持物钳

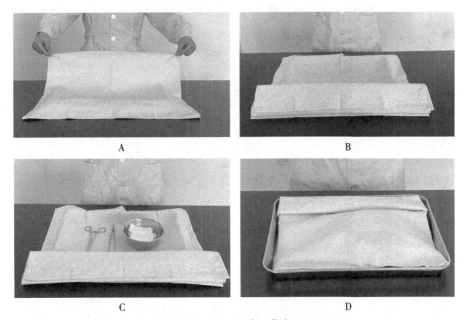

图1-2-4 铺无菌盘

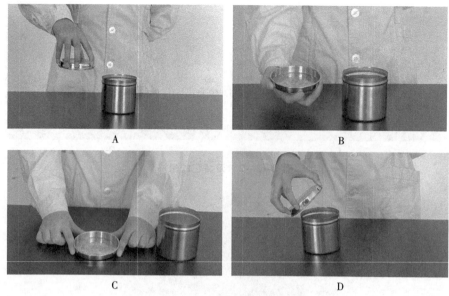

图1-2-5 使用无菌容器

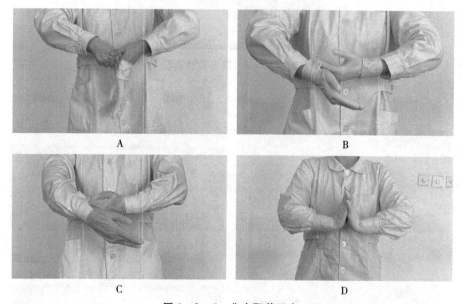

图1-2-6 分次取戴手套

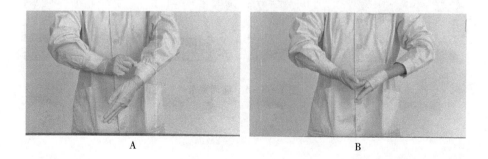

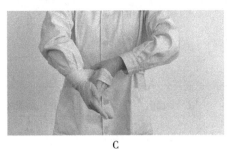
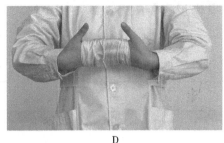

C　　　　　　　　　　　　　　D

图 1-2-7　脱手套

【注意事项】

1. 严格遵守无菌技术操作原则。

2. 取、放无菌持物钳时应先闭合钳端，不可触及容器口边缘，不可用无菌持物钳夹取油纱布、换药或消毒皮肤；使用时，始终保持钳端向下，不可触及非无菌区；到距离较远处取物时，应将持物钳和容器一起移至操作处；无菌持物钳一旦污染或可疑污染，应重新灭菌。

3. 打开无菌包时，手只能接触包布四角的外面，不可触及包布的内面及无菌物品，不可跨越无菌区；无菌包应定期灭菌，如包内物品超过有效期、被污染或包布受潮，则需重新灭菌。

4. 铺无菌盘时，非无菌物品和身体应与无菌盘保持适当距离，手不可触及无菌治疗巾内面，不可跨越无菌区；避免无菌治疗巾潮湿、污染，铺好的无菌盘尽早使用，有效期不超过 4 小时。

5. 不可将物品伸入无菌溶液瓶内蘸取溶液；倾倒液体时，不可直接接触无菌溶液瓶口；已倒出的溶液即使未用，也不可再倒回瓶内，以免污染剩余溶液。

6. 戴手套应选择合适手掌大小的尺码，并修剪指甲，以防刺破手套；戴手套时，手套外面（无菌面）不可触及任何非无菌物品，已戴手套的手不可触及未戴手套的手及另一手套的内面，未戴手套的手不可触及手套的外面；戴手套后，双手应始终保持在腰部或操作台面以上视线范围内的水平；如发现手套有破损或可疑污染，应立即更换。

7. 脱手套时，不可强拉，应翻转脱下；脱手套后应洗手；戴手套不能替代洗手，必要时进行手消毒。

8. 一次性取、戴无菌手套法：具体如下。

（1）两手同时掀开手套袋开口处，用一手拇指和示指同时捏住两只手套的反折部分，取出手套。

（2）将两只手套五指对准，先戴一只手，再以戴好手套的手指插入另一只手套的反折内面，以同法戴好。

（3）将后一只戴好的手套的翻边扣套在工作服衣袖外面，以同法扣套好另一只手套。

【操作反思】

_____

_____

_____

项目三　一次性帽子、口罩的使用

医用一次性帽子由单层非织造布经裁剪、缝制而成，防尘透气，用于防止临床医务人员头发、头皮屑脱落，代替重复使用的帽子，可以防止病患之间病菌的传播、避免医源性交叉感染。

口罩能阻止对人体有害的可见或不可见的物质吸入呼吸道，也能防止飞沫污染无菌物品或清洁物品。口罩根据适用范围可分为医用口罩、颗粒物防护口罩、保暖口罩等。目前，医用口罩常规使用医用外科口罩及医用防护口罩。

【操作目的】

保护各类人员，防止感染和交叉感染。

> 情境导入：
>
> 　　患者，男，55岁。因不明原因发热、咳嗽、咳痰1月余，行结核菌素试验呈强阳性，以"肺结核待排"收住院。现需为患者行入院健康宣教，为避免感染和交叉感染，护士需要完成以下任务。
>
> 任务目标：
>
> 1. 能正确遵循隔离原则完成隔离技术基本操作。
> 2. 明确口罩的分类，根据实际情况选择佩戴一次性外科口罩或医用防护口罩。
> 3. 熟练掌握帽子、口罩的使用方法。
>
> 任务实施：
>
> 1. 护士正确佩戴帽子和医用口罩。
> 2. 检查帽子是否佩戴规范以及口罩的密闭性。

【操作准备】

1. 用物准备：根据需要准备合适的医用一次性帽子、医用口罩。
2. 环境准备：光线明亮，室温适宜，环境安全。
3. 护士准备：着装整洁，修剪指甲，洗手。

【操作流程及评分标准】

规范佩戴帽子、口罩的操作流程及评分标准见表1-3-1。

表1-3-1 规范佩戴帽子、口罩的操作流程及评分标准

操作流程	操作步骤	分值	扣分项目	扣分
素质要求 (5分)	1. 仪表大方,沉着稳健	1	紧张、不自然扣1分	
	2. 报告姓名、操作项目,语言流畅	2	未报告扣2分	
	3. 衣帽整洁,着装符合要求,指甲已修剪	2	着装不整洁扣1分,未修剪指甲扣1分	
评估 (7分)	1. 用物:齐全(帽子、口罩),大小规范	2	帽子、口罩大小不合适各扣1分	
	2. 环境:室内安静,光线、室温适宜	2	环境不当扣2分	
	3. 护士:仪表端庄,洗手规范	3	未洗手或洗手不规范扣3分	
实施过程 (70分)	1. 戴帽子:取出帽子,正确佩戴,遮住全部头发,戴妥	5	未正确佩戴扣2分,头发未全部遮盖扣3分	
	2. 戴口罩: (1)外科口罩的戴法: 1)将口罩罩住鼻、口及下巴,口罩下方带系于颈后,上方带系于头顶中部	10	未罩住口、鼻、下巴扣5分,上、下带系错位扣5分	
	2)将双手指尖放在鼻夹上,从中间位置开始,用手指向内按压,并逐步向两侧移动,根据鼻梁形状塑造鼻夹	10	单手按压鼻夹扣5分,未塑形扣5分	
	3)调整系带的松紧度,检查闭合性	5	未调整松紧度扣2分,未检查闭合性扣3分	
	(2)医用防护口罩的戴法(图1-3-1): 1)一手托住口罩,有鼻夹的一面背向外	8	未用手托口罩扣3分,鼻夹面向错误扣5分	
	2)将口罩罩住鼻、口及下巴,鼻夹部位向上紧贴面部	6	口罩未罩全扣2分,未紧贴面部扣4分	
	3)用另一手将下方系带拉过头顶,放在颈后双耳下	2	放置位置不正确扣2分	
	4)将上方系带拉过头顶中部	5	操作不到位扣5分	
	5)将双手指尖放在金属鼻夹上,从中间位置开始,用手指向内按鼻夹,并分别向两侧移动和按压,根据鼻梁的形状塑造鼻夹	5	单手操作扣3分,放置位置不正确扣2分,未塑形扣5分	
	6)检查:将双手完全盖住口罩,快速呼气,检查密合性。如有漏气,应调整鼻夹位置	4	未见呼气动作扣2分,有漏气未调整扣2分	

续表

操作流程	操作步骤	分值	扣分项目	扣分
实施过程（70分）	3. 脱口罩：洗手后，先解开下面的系带，再解开上面的系带，用手指捏住系带将口罩取下，放置于医疗垃圾袋内	5	解带顺序错误扣3分，接触口罩外侧面扣2分	
	4. 脱帽子：洗手后，取下帽子	5	未洗手就脱帽子扣5分	
评价（8分）	1. 操作有序，动作规范	5	程序有误扣3分，操作不规范扣2分	
	2. 能正确区分清洁区和污染区	2	概念不清扣2分	
	3. 完成时间在6分钟之内	1	超时每1分钟扣1分	
理论知识（10分）	口述戴帽子、口罩的目的及注意事项	10	回答错误扣10分；回答不全面，每缺一项扣3~5分	
合计		100	扣分	
			最终得分	

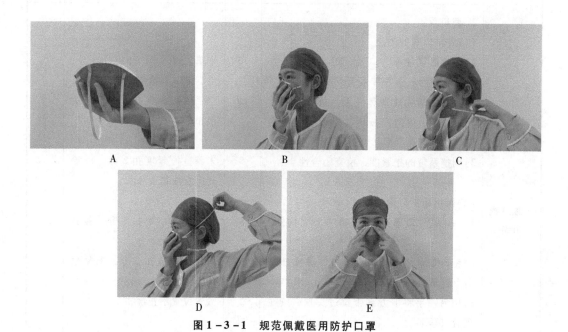

图1-3-1 规范佩戴医用防护口罩

【注意事项】

1. 使用帽子的注意事项：具体如下。

（1）进入污染区和洁净环境前、进行无菌操作前等应戴帽子。

（2）帽子要大小合适，能遮住全部头发。

（3）帽子被患者血液、体液污染后应及时更换。

（4）一次性帽子避免重复使用，用后放入医疗垃圾袋，按照医疗废物处理。

2. 使用口罩的注意事项：具体如下。

（1）应根据不同的操作要求选用不同种类的口罩：一般诊疗活动、手术室工作或护理免疫功能低下患者、进行体腔穿刺等操作时，应戴外科口罩；接触经空气传播或近距离接触经飞沫传播的呼吸道传染病患者时，应戴医用防护口罩。

（2）始终保持口罩的清洁、干燥；口罩潮湿、受到患者血液或体液污染后，应及时更换。

（3）医用外科口罩只能一次性使用。

（4）正确佩戴口罩，不应只用一只手捏鼻夹；戴上口罩后，不可悬于胸前，更不能用污染的手触摸口罩；每次佩戴医用防护口罩进入工作区前，应进行闭合性检查。

（5）脱口罩前后应进行手卫生，用后的口罩应放入医疗垃圾袋，按照医疗废物处理。

【操作反思】

_____

_____

_____

项目四　穿、脱隔离衣

隔离衣是用于保护医务人员避免受到血液、体液以及其他感染性物质污染，或用于保护患者避免感染的防护用品，分为一次性隔离衣和布制隔离衣。一次性隔离衣通常用无纺布制作，由帽子、上衣和裤子组成，可分为连身式、分身式两种。根据患者的病情、目前隔离种类和隔离措施，确定是否穿隔离衣，并选择其型号。

【操作目的】

用于保护患者避免感染；保护医务人员，避免受到血液、体液和其他感染性物质污染。

> 情境导入：
>
> 　　患者，男，33岁，以"发热待查"收入院。今晨患者突然出现呕吐一次，呈非喷射状，呕吐物为淡黄色胃内容物，具体量不详。查体：意识清，四肢活动良好，心、肺功能正常，医生嘱继续观察。现需为患者更换被大面积污染的被单，为避免受到体液和其他感染性物质污染，护士需要完成以下任务。
>
> 　　任务目标：
>
> 　　1. 遵循消毒隔离原则，明确清洁区、污染区的概念。

> 2. 掌握穿、脱隔离衣及消毒双手的方法。
> 3. 培养慎独的工作作风，操作规范，方法正确，动作轻巧。
>
> **任务实施：**
> 　　护士评估患者情况，正确穿、脱隔离衣，消毒双手。

【操作准备】

1. 用物准备：隔离衣，挂衣架，手消毒用物，医疗废物容器或医疗垃圾袋。
2. 环境准备：光线明亮，室温适宜，环境安全。
3. 护士准备：了解患者病情及防护级别，衣帽整洁，修剪指甲，取下手表，卷袖过肘，洗手，戴口罩。

【操作流程及评分标准】

穿、脱隔离衣的操作流程及评分标准见表1-4-1。

表1-4-1　穿、脱隔离衣的操作流程及评分标准

操作流程	操作步骤	分值	扣分项目	扣分
素质要求 （5分）	1. 仪表大方，沉着稳健	1	紧张、不自然扣1分	
	2. 报告姓名、操作项目，语言流畅	2	未报告扣2分	
	3. 衣帽整洁，着装符合要求，指甲已修剪	2	衣、帽、鞋不整洁扣1分，未修剪指甲扣1分	
评估 （8分）	1. 用物：充分，能够完成操作	2	用物不全扣1~2分	
	2. 环境：室内安静，光线、室温适宜	1	环境不当扣1分	
	3. 护士：明确患者所患疾病的隔离要求，洗手、戴口罩规范	5	不了解患者病情扣2分，未洗手或洗手不规范扣1分，未戴口罩扣2分，各项均未评估扣8分	
实施过程 （73分）	1. 穿隔离衣（图1-4-1）： （1）取衣：查对隔离衣是否干燥、完好，隔离衣型号、有无穿过；手持衣领取下隔离衣，使清洁面朝向自己；将衣领的两端向外折齐，对齐肩缝，露出肩袖内口	8	未查对扣2分，未持衣领扣2分，洁、污面区分错误扣3分，肩缝未对齐扣1分	
	（2）一手持衣领，一手伸入一侧袖内，持衣领的手向上拉衣领，将衣袖穿好；换手持衣领，依上法穿好另一袖，两手上举，将衣袖尽量展开	5	未换手持衣领扣3分，穿衣袖方法不规范扣2分	
	（3）系好衣领：两手持衣领，由领子中央顺着边缘由前向后系好衣领	4	袖口触及衣领、面部或帽子扣2~4分	

续表

操作流程	操作步骤	分值	扣分项目	扣分
实施过程 (73分)	(4)系袖口：扣好袖口或系上袖带（口述：此时手已污染）	5	未系袖口扣3分，未口述扣2分	
	(5)系腰带：将隔离衣一边（约在腰下5cm处）逐渐向前拉，见到衣边捏住，同法捏住另一侧衣边。两手在背后将衣边边缘对齐，向一侧折叠，一手按住折叠处，另一手将腰带拉至背后折叠处，腰带在背后交叉，回到前面打一活结系好，双臂保持在腰部以上	8	隔离衣后侧边未对齐扣3分，手触及隔离衣内面扣3分，穿好隔离衣后双臂未保持在腰以上扣2分	
	2.脱隔离衣（图1-4-2）： (1)解开腰带，在前面打一活结	8	脱隔离衣区域不正确扣4分，解腰带后未打活结或腰带落地扣4分	
	(2)解开袖口，将衣袖上拉，在肘部将部分衣袖塞入工作服衣袖内，充分暴露双手	6	衣袖外侧塞入工作服袖内扣4分，未暴露双手扣2分	
	(3)消毒双手	8	未消毒双手扣8分；消毒方法不当扣4分，隔离衣被沾湿扣4分	
	(4)解衣领：解开领带（或领扣）	8	衣领被污染扣8分	
	(5)脱衣袖：一手伸入另一侧袖口内，拉下衣袖过手（遮住手），再用衣袖遮住的手在外面握住另一衣袖的外面并拉下袖子，两手在袖内使袖子对齐，双臂逐渐退出	8	双手触碰隔离衣污染面扣4分，未在袖口内拉污染面扣4分	
	(6)整理：双手持衣领，将隔离衣两边对齐，挂在衣钩上。如挂在半污染区，清洁面向外；挂在污染区，则污染面向外	5	单手持衣领扣2分，未规范悬挂隔离衣扣3分	
评价 (6分)	1.操作熟练、流畅	3	操作不规范或不熟练扣3分	
	2.遵守隔离技术要求，正确区分隔离衣清洁面与污染面	3	未遵循隔离技术要求扣3分	
理论知识 (8分)	1.穿隔离衣的时机	4	回答错误扣8分；回答不完整，每项酌情扣2~4分	
	2.脱下的隔离衣不再使用应如何处理	4		
合计		100	扣分	
			最终得分	

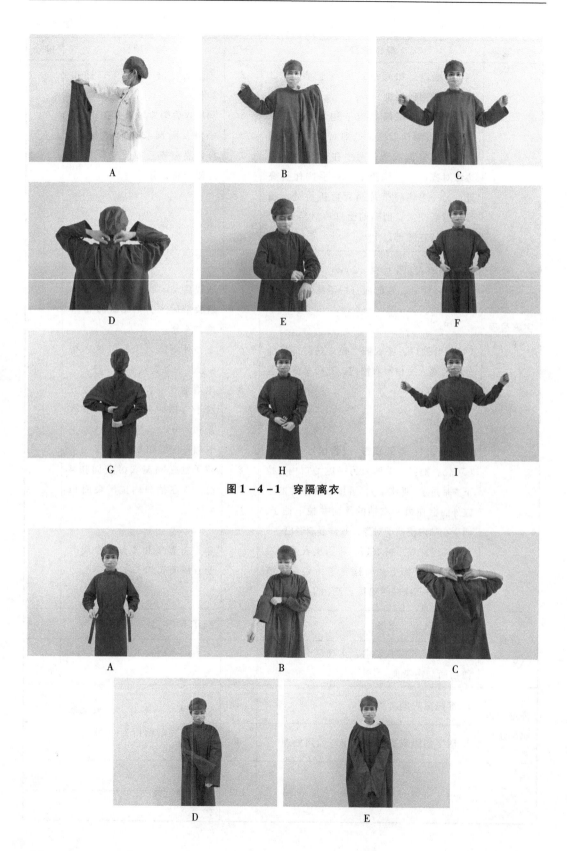

图 1-4-1 穿隔离衣

模块一 感染防控技术

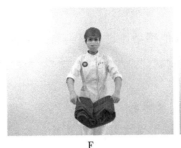 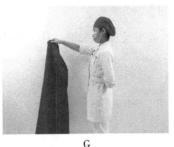

F　　　　　　　　　　　　　G

图1-4-2 脱隔离衣

【注意事项】

1. 隔离衣只能在规定区域内穿脱，穿前检查有无潮湿、破损，长短要求须能全部遮盖工作服；穿过的隔离衣后侧边缘须对齐，折叠处不能松散；如为一次性使用，背后边缘可不必对齐，可右侧压左侧，使隔离衣充分遮盖工作服即可。

2. 接触不同病种传染病患者时，应更换隔离衣。

3. 复用隔离衣需每日更换。脱下的隔离衣还需使用时，如挂在半污染区，则清洁面向外；若挂在污染区，则污染面向外；如有潮湿或污染，应立即更换。

4. 穿、脱隔离衣过程中避免污染衣领、面部、帽子和清洁面，始终保持衣领清洁。

5. 穿好隔离衣后，双臂应保持在腰部以上、视线范围内，不得进入清洁区，避免接触清洁物品。

6. 脱一次性隔离衣，消毒手时不能沾湿隔离衣，隔离衣也不可触及其他物品。

7. 如隔离衣不再使用，应将污染面向里，衣领及衣边卷至中央，卷成包裹状。一次性隔离衣用后应放入医疗垃圾袋，按医疗废物处理；如为需换洗的布制隔离衣，则放入污衣袋内，先消毒后，再清洗、消毒备用。

【操作反思】

_____

_____

_____

项目五　穿、脱防护服

防护服是临床医务人员在接触甲类传染病管理的传染病患者时所穿的一次性防护用品。防护服应具有良好的防水、抗静电和过滤效率，无皮肤刺激性，穿脱方便，结合部严密，袖口、脚踝口应为弹性收口。防护服分为连体式和分体式两种。

【操作目的】

保护医务人员避免受到血液、体液和其他感染性物质感染与交叉感染。

> **情境导入：**
>
> 患者，男，39岁，以"肺结核、新型冠状病毒感染"收入院。遵医嘱为患者进行静脉输液治疗，为保护患者血管，给予患者静脉留置针，为避免受到血液和其他感染性物质污染，护士需要完成以下任务。
>
> **任务目标：**
> 1. 遵循消毒隔离原则，明确清洁区、污染区的概念。
> 2. 掌握穿、脱防护服的方法及消毒双手。
> 3. 培养慎独的工作作风，操作规范，方法正确，动作轻巧。
>
> **任务实施：**
> 1. 护士规范穿、脱防护服。
> 2. 在下列情况下应穿防护服：①临床医务人员在接触甲类或按甲类传染病管理的传染病患者时。②接触经空气传播或飞沫传播的传染病患者，可能受到患者血液、体液、分泌物、排泄物喷溅时。

【操作准备】

1. 用物准备：隔离衣，挂衣架，手消毒用物，医疗废物容器或医疗垃圾袋。
2. 环境准备：光线明亮，室温适宜，环境安全。
3. 护士准备：了解患者病情及防护级别，衣帽整洁，修剪指甲，取下手表，洗手，戴口罩。

【操作流程及评分标准】

（一）穿、脱连体防护服的操作流程及评分标准

穿、脱连体防护服的操作流程及评分标准见表1-5-1。

表1-5-1 穿、脱连体防护服的操作流程及评分标准

操作流程	操作步骤	分值	扣分项目	扣分
素质要求 （5分）	1. 仪表大方，沉着稳健	1	紧张、不自然扣1分	
	2. 报告姓名、操作项目，语言流畅	2	未报告扣2分	
	3. 衣帽整洁，着装符合要求，指甲已修剪	2	着装不整洁扣1分，未修剪指甲扣1分	

续表

操作流程	操作步骤	分值	扣分项目	扣分
评估 (8分)	1. 用物：充分，能够完成操作 2. 环境：室内安静，光线、室温适宜 3. 护士：明确患者所患疾病的隔离要求，洗手、戴口罩规范	2 1 5	用物不全扣1~2分 环境不当扣1分 不了解患者病情扣2分，未洗手或洗手不规范扣1分，未佩戴口罩扣2分 以上均未评估扣8分	
实施过程 (71分)	1. 穿防护服(图1-5-1)： (1)取衣：查对防护服是否干燥、完好，以及型号大小；确定内面和外面 (2)拉开拉链，将防护服卷在手中 (3)遵循穿衣顺序：穿下衣—穿上衣—戴帽子—拉上拉链 (4)穿下衣 (5)穿上衣，戴帽子，完全遮住一次性圆帽 (6)将拉链拉至顶部，贴密封胶条	8 5 5 5 5 9	查对不全扣1~5分，未查对扣5分；未确定内、外面扣3分 防护服未卷在手中扣5分 未按顺序操作扣5分 防护服裤腿着地扣5分 帽子未遮住圆帽扣5分 拉链未拉至顶部扣4分，未贴密封条扣5分	
	2. 脱连体防护服(图1-5-2)： (1)进行手卫生，拉开拉链，解开密封胶条，将拉链拉到底 (2)脱帽子：上提帽子，使帽子脱离头部 (3)脱衣服：先脱衣袖，再脱下衣，再由上向下边脱边卷，污染面向里；全部脱下后，卷成包裹状 (4)处理：将脱下的防护服置于医疗垃圾袋内，洗手	9 3 14 8	脱防护服前未洗手扣5分，衣袖触及面部扣4分 未上提帽子扣3分 触及防护服外面扣5分，触碰内层工作服扣5分，脱衣方法不规范扣4分 脱下的衣服处置不当扣3分，脱完未洗手扣5分	
评价 (8分)	操作熟练、规范，符合操作原则	8	操作不熟练扣2分，动作不规范扣2分，操作不符合原则扣4分	
理论知识 (8分)	穿防护服的时机，穿、脱防护服的区域，防护服需更换的情况	8	回答错误扣8分；回答不全面，每项酌情扣1~3分	
合计		100	扣分 最终得分	

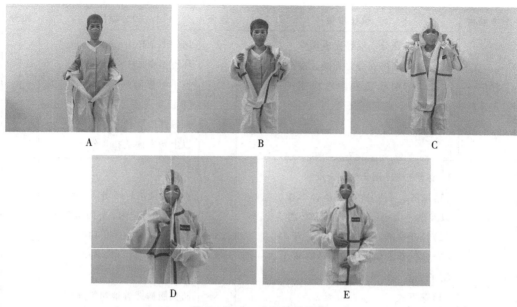

图1-5-1 穿连体防护服

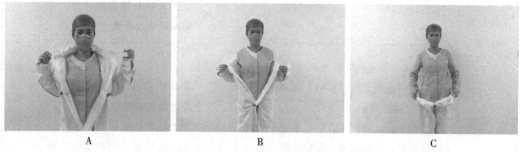

图1-5-2 脱连体防护服

(二)穿、脱分体防护服的操作流程及评分标准

穿、脱分体防护服的操作流程及评分标准见表1-5-2。

表1-5-2 穿、脱分体防护服的操作流程及评分标准

操作流程	操作步骤	分值	扣分项目	扣分
素质要求 (5分)	1. 仪表大方,沉着稳健	1	紧张、不自然扣1分	
	2. 报告姓名、操作项目,语言流畅	2	未报告扣2分	
	3. 衣帽整洁,着装符合要求,指甲已修剪	2	衣、帽、鞋不整洁扣1分,未修剪指甲扣1分	

续表

操作流程	操作步骤	分值	扣分项目	扣分
评估 (8分)	1. 用物：充分，能够完成操作 2. 环境：室内安静，光线、室温适宜 3. 护士：明确患者所患疾病的隔离要求，洗手、戴口罩规范	2 1 5	用物不全扣1~2分 环境不当扣1分 不了解患者病情扣2分，未洗手或洗手不规范扣1分，未佩戴口罩扣2分 各项均未评估扣8分	
实施过程 (71分)	1. 穿分体防护服： (1)取衣：查对防护服是否干燥、完好，以及型号大小；确定内面和外面 (2)拉开拉链，将防护服卷在手中 (3)遵循穿衣顺序：穿下衣—穿上衣—戴帽子—拉上拉链 (4)穿下衣 (5)穿上衣：戴帽子，完全遮住一次性圆帽 (6)将拉链拉至顶部，贴密封胶条	8 5 5 5 5 9	查对不全扣1~5分，未查对扣5分；未确定内、外面扣3分 防护服未卷在手中扣5分 未按顺序操作扣5分 防护服裤腿着地扣5分 帽子未遮住圆帽扣5分 拉链未拉至顶部扣4分，未贴密封条扣5分	
	2. 脱分体防护服： (1)进行手卫生，拉开拉链，解开密封胶条，将拉链拉到底 (2)脱帽子：上提帽子，使帽子脱离头部 (3)脱衣服：先脱衣袖，再脱下衣，再由上向下边脱边卷，污染面向里；全部脱下后，卷成包裹状 (4)处理：将脱下的防护服置于医疗垃圾袋内，洗手	9 3 14 8	脱防护服前未洗手扣5分，衣袖触及面部扣4分 未上提帽子扣3分 触及防护服外面扣5分，触碰内层工作服扣5分，脱衣方法不规范扣4分 脱下的衣服处置不当扣3分，脱完未洗手扣5分	
评价 (8分)	操作熟练、规范，符合操作原则	8	操作不熟练扣2分，动作不规范扣2分，操作不符合原则扣4分	
理论知识 (8分)	穿防护服的时机，穿、脱防护服的区域，防护服需更换的情况	8	回答错误扣8分；回答不全面，每项酌情扣1~3分	
合计		100	扣分 最终得分	

【注意事项】

1. 使用前,需查看防护服说明书,明确其是否符合国家医用防护标准。

2. 防护服只能在规定区域内穿脱,穿前检查有无潮湿、破损,长短是否合适。

3. 接触同类传染病患者时,防护服可连续使用;接触疑似患者时,防护服应每次更换。

4. 防护服如有潮湿、破损或污染,应立即更换。

5. 防护服用后应放入医疗垃圾袋,按照医疗废物处理。

【操作反思】

_____

_____

_____

(化前珍 李 沛 王向青 苏向妮)

模块二 清洁卫生和生活护理技术

项目一 铺备用床

备用床是指为保持病室整洁,或准备接收新入院患者而准备的床单位(图 2-1-1)。

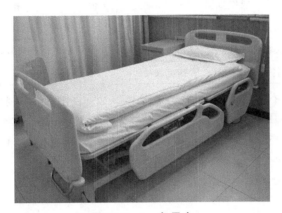

图 2-1-1 备用床

【操作目的】
保持病室整洁,准备接收新入院患者。

情境导入:
　　患者,男,65 岁,因胸闷、咳嗽、痰中带血、低热 3 个月就诊入院。主班护士接到住院证后,通知责任护士为其准备合适的床单位。护士需完成以下任务。

　任务目标:
　1. 护士能正确为患者准备合适的床单位。
　2. 护士能独立完成铺备用床操作。
　3. 护士在操作过程中能合理运用节力原则。

　任务实施:
　　护士准备用物,为新入院患者铺好备用床。

【操作准备】

1. 用物准备：护理车上层放置枕芯、枕套、棉胎、被套、大单、床褥（自下而上有序摆放）、速干手消毒剂。

2. 环境准备：环境整洁，不影响周围患者的治疗、休息及进餐。

3. 护士准备：着装整洁，修剪指甲，洗手，戴口罩。

【操作流程及评分标准】

铺备用床的操作流程及评分标准见表2-1-1。

表2-1-1 铺备用床的操作流程及评分标准

操作流程	操作步骤	分值	扣分项目	扣分
素质要求 （4分）	1. 仪表大方，沉着稳健	1	紧张、不自然扣1分	
	2. 着装、仪容仪表符合要求，指甲已修剪	1	衣着不整或未修剪指甲扣1分	
	3. 报告姓名、操作项目，语言流畅	2	未报告扣2分，报告不全扣1分	
评估 （6分）	1. 用物：齐全，折叠方法正确，按顺序放置在护理车上	2	用物缺一项扣1分，用物摆放顺序错一项扣1分	
	2. 环境：不影响病室内其他患者进餐及治疗，方便操作	2	环境不当扣1~2分	
	3. 护士：规范洗手，戴口罩	2	未洗手或洗手不规范扣1分，未戴口罩扣1分 各项均未评估扣6分，少评估一项扣2分	
实施过程 （76分）	1. 检查床，移桌椅： (1)推护理车至床尾正中合适位置	1	护理车位置不利于操作扣1分	
	(2)检查床是否稳固，性能是否完好，并口述	2	未检查或检查漏项扣1~2分	
	(3)移开床旁桌，距床约20cm；移床旁椅至床尾正中，距床尾约15cm	3	未移动床旁桌、椅扣1~2分，拖拉、声响大扣1分	
	2. 检查床垫，铺床褥： (1)检查床垫是否有潮湿、污染或凹陷，根据需要翻转床垫	2	未检查床垫扣1分，未翻转床垫扣1分	
	(2)将床褥齐床头平放，由上而下铺平床褥	2	床褥打开错误扣1分，床褥未铺平整扣1分	
	3. 铺床单（包角法）： (1)将大单放置在床褥上，大单的横边齐床头，纵边齐床沿，依次向床头、床尾打开，再向两侧打开	8	大单叠错或铺反扣4分，大单放置错误扣2分，大单打开顺序错扣1~2分	

续表

操作流程	操作步骤	分值	扣分项目	扣分
实施过程（76分）	(2)铺近侧床头：一手将床头的床垫托起，另一手伸过床中线，将大单塞于床垫下	4	铺单手法不当或手未伸过床中线扣1~2分，大单头部塞不平整扣2分	
	(3)铺床角：在距床头约30cm处，向上提起大单边缘，使其与床边垂直，呈一等腰三角形，以床沿为界将三角形分为两半，上半三角形平铺于床上，下半三角形平整地塞入床垫下，再将上半三角形拉下，平整地塞入床垫下(图2-1-2)	10	折角手法不正确扣2分，每角松散、不平整扣2分	
	(4)以同法铺同侧床尾角			
	(5)两手拉紧大单中部边缘，平整塞于床垫下	8	大单不平整扣2~4分，中线不正扣2分，大单中部未塞紧实或随手脱出一次扣1~2分	
	(6)转至对侧，以同法铺好对侧大单，先铺床尾角，再铺床头角			
	4.套被套："S"式被套法(图2-1-3) (1)将被套放置距床头约40cm处，被套的横边平行于床头，纵边齐床沿；依次向床头、床尾、两侧打开，开口向床尾，中缝与床中线对齐	11	操作者站位错误扣2分，被套叠错或铺反扣5分，被套位置放错扣2分，被套打开顺序错误扣2分	
	(2)被套开口端上层打开至1/3处，将折好的"S"形棉胎放于开口处	1	棉胎折叠或放置不当扣1分	
	(3)拉棉胎上缘至被套封口处，分别套好两上角(先对侧后近侧)，使棉胎两侧与被套两侧平齐，被头充实	6	被头不充实扣1~2分，被角内陷扣1~2分，不齐床头扣2分	
	(4)移至床尾中间处，逐层拉平棉胎及被套，系好带子	2	未系带或未系完整扣1~2分	
	5.折叠被筒：盖被上缘与床头对齐，两侧边缘向内折叠与床沿平齐，尾端向内折叠与床尾平齐	6	被筒与床沿不齐扣2分，被筒与床尾不齐扣1分，盖被里外不平整扣2~3分	
	6.套枕套：将枕套套于枕芯上，四角充实，平放于床头盖被上，开口背门	6	枕头四角不充实扣2分，放置位置不对扣2分，开口未背门扣2分	
	7.移回床旁桌、床旁椅	2	未移回扣2分，少移回一样扣1分	
	8.洗手	2	未洗手扣2分	

续表

操作流程	操作步骤	分值	扣分项目	扣分
评价 （8分）	1. 程序正确，动作规范，操作熟练	2	程序不正确、动作不规范扣2分	
	2. 操作符合节力原则	2	不符合节力原则扣2分	
	3. 备用床平整、紧实、美观	2	不平整、不紧实、不美观扣1~2分	
	4. 完成时间：6分钟	2	每超时1分钟扣1分	
理论知识 （6分）	1. 铺备用床的目的及适用对象	3	回答错误或不完整，每项扣1~3分	
	2. 铺床过程中的节力原则	3		
合计		100	扣分	
			最终得分	

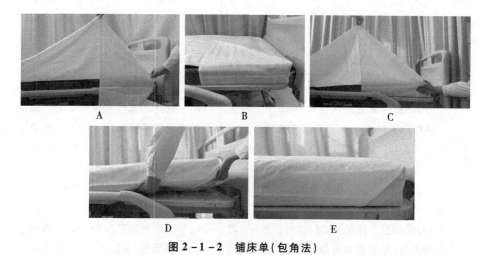

图2-1-2　铺床单（包角法）

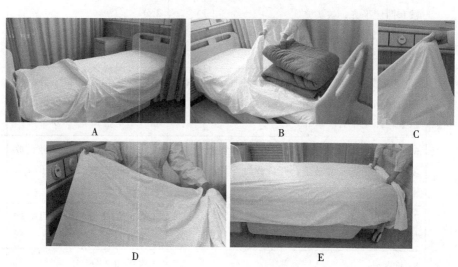

图2-1-3　"S"式被套法

【注意事项】

1. 操作前用物准备齐全，折叠方法和摆放顺序正确，放置稳妥，防止落地。
2. 操作时身体靠近床边，两脚分开，保持上身直立，两膝稍弯曲，降低重心，两腿前后分开，便于操作并维持身体稳定；使用肘部力量，动作平稳、连续，减少来回走动，避免无效动作。
3. 操作过程中应轻、稳，避免过度抖动，以免尘埃飞扬。

【操作反思】
___
___
___

项目二　铺暂空床

暂空床是指为保持病室整洁、美观，供新入院或暂时离床的患者使用的床单位（图2-2-1）。

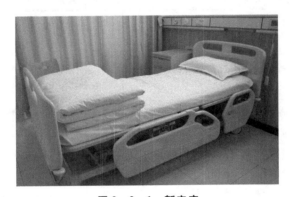

图2-2-1　暂空床

【操作目的】

保持病室整洁、美观，为新患者或暂时离床的患者准备舒适床位以便使用。

> 情境导入：
> 　　患者，男，65岁，因胸闷、咳嗽、痰中带血、低热3个月就诊入院。入院后第二天，为进一步诊断病情，患者遵医嘱去CT室进行胸部CT扫描检查。当患者离开病室后，为保持病室整洁，护士需完成以下任务。

> 任务目标：
> 1. 护士能独立完成铺暂空床操作，能将备用床改为暂空床。
> 2. 护士在铺暂空床过程中能合理运用节力原则。
>
> 任务实施：
> 护士准备用物，为患者铺好暂空床。

【操作准备】

1. 用物准备：护理车上层备枕芯、枕套、棉胎、被套、大单、床褥（自下而上有序摆放）、速干手消毒剂。
2. 环境准备：环境整洁，不影响周围患者的治疗、休息及进餐。
3. 护士准备：着装整洁，修剪指甲，洗手，戴口罩。

【操作流程及评分标准】

铺暂空床的操作流程及评分标准见表2-2-1。

表2-2-1 铺暂空床的操作流程及评分标准

操作流程	操作步骤	分值	扣分项目	扣分
素质要求 （4分）	1. 仪表大方，沉着稳健	1	紧张、不自然扣1分	
	2. 着装、仪容仪表符合要求，指甲已修剪	1	衣着不整或未修剪指甲扣1分	
	3. 报告姓名、操作项目，语言流畅	2	未报告扣2分，报告不全扣1分	
评估要求 （6分）	1. 用物：齐全，折叠方法正确，按顺序放置在护理车上	2	用物缺一项扣1分，用物摆放顺序错一项扣1分	
	2. 环境：不影响病室内其他患者进餐及治疗，适合操作	2	环境不当扣1~2分	
	3. 护士：规范洗手，戴口罩	2	未洗手或洗手不规范扣1分，未戴口罩扣1分 各项均未评估扣6分，少评估一项扣2分	
实施过程 （79分）	1. 检查床，移桌椅： （1）推护理车至床尾正中合适位置	1	护理车位置不利于操作扣1分	
	（2）检查床是否稳固，性能是否完好，并口述	2	未检查或检查漏项扣1~2分	
	（3）移开床旁桌，距床约20cm；移床旁椅至床尾正中，距床尾约15cm	3	未移开床旁桌、椅各扣1分，拖拉、声响大扣1分	

续表

操作流程	操作步骤	分值	扣分项目	扣分
实施过程（79分）	2. 检查床垫，铺床褥： (1)检查床垫是否有潮湿、污染或凹陷，根据需要翻转床垫	2	未检查床垫扣1分，未翻转床垫扣1分	
	(2)将床褥齐床头平放，由上而下铺平床褥	2	床褥打开错误扣1分，床褥未铺平整扣1分	
	3. 铺床单（包角法）： (1)将大单放置在床褥上，大单的横边齐床头，纵边齐床沿，依次向床头、床尾打开，再向两侧打开	8	大单叠错或铺反扣4分，大单放置错误扣2分，大单打开顺序错误扣1~2分	
	(2)铺近侧床头：一手将床头的床垫托起，另一手伸过床中线，将大单塞于垫下	4	铺单手法不当或手未伸过床中线扣1~2分，大单头部塞不平整扣2分	
	(3)铺床角：在距床头约30cm处，向上提起大单边缘，使其与床边垂直，呈一等腰三角形，以床沿为界将三角形分为两半，上半三角形平铺于床上，下半三角形平整地塞入床垫下，再将上半三角形拉下，平整地塞入床垫下	10	折角手法不正确扣2分，每角松散不平整扣2分	
	(4)以同法铺同侧床尾角			
	(5)两手拉紧大单中部边缘，平整塞于床垫下	8	大单不平整扣2~4分，中线不正扣2分，大单中部未塞紧实或随手脱出一次扣1分（双侧2分）	
	(6)转至对侧，以同法铺好对侧大单，先铺床尾角，再铺床头角			
	4. 套被套："S"式被套法： (1)将被套放置距床头约40cm处，被套的横边平行于床头，纵边齐床沿；依次向床头、床尾、两侧打开，开口向床尾，中缝与床中线对齐	11	操作者站位错误扣2分，被套叠错或铺反扣5分，被套位置放错扣2分，被套打开顺序错误扣2分	
	(2)被套开口端上层打开至1/3处，将折好的"S"形棉胎放于开口处	1	棉胎折叠或放置不当扣1分	
	(3)拉棉胎上缘至被套封口处，分别套好两上角（先对侧后近侧），使棉胎两侧与被套两侧平齐，被头充实	6	被头不充实扣2分，被角内陷扣2分，不齐床扣2分	
	(4)移至床尾中间处，逐层拉平棉胎及被套，系好带子	2	未系带或未系完整扣1~2分	

续表

操作流程	操作步骤	分值	扣分项目	扣分
实施过程 （79分）	5. 折叠盖被： （1）盖被上缘与床头对齐，两侧边缘向内折叠与床沿平齐，尾端向内折叠与床尾平齐	2	未将盖被内折扣2分	
	（2）将盖被上端内折1/4，再扇形三折于床尾，与床平齐	7	未将盖被三折于床尾扣2分，盖被里外不平整扣2~5分	
	6. 套枕套：将枕套套于枕芯上，四角充实，开口背门，平放于床头	6	枕头放置位置不对扣2分，枕头开口未背门扣2分，枕头四角不充实扣2分	
	7. 移回床旁桌、床旁椅	2	未移回扣2分；少移回一项扣1分，动作重、声响大扣1分	
	8. 洗手	2	未洗手扣2分	
评价 （8分）	1. 程序正确，动作规范，操作熟练	2	程序不正确、动作不规范扣2分	
	2. 操作符合节力原则	2	不符合节力原则扣2分	
	3. 暂空床平整、紧实、美观	2	不平整、不紧实、不美观扣1~2分	
	4. 完成时间：7分钟	2	每超时1分钟扣1分	
理论知识 （3分）	铺暂空床的目的及适用对象	3	回答错误或不完整扣1~3分	
合计		100	扣分	
			最终得分	

【注意事项】

1. 同备用床注意事项。
2. 用物准备符合患者病情需要。

【操作反思】

项目三 铺麻醉床

为避免术后患者的呕吐物、血液或引流液污染病床而为术后患者提供的床单位,称为麻醉床(图2-3-1)。

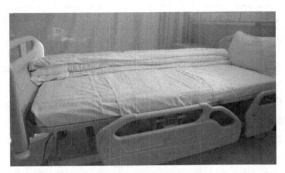

图2-3-1 麻醉床

【操作目的】

1. 便于接受和护理手术后患者。
2. 保护床上用物不被血渍、呕吐物或引流液等污染。
3. 使患者安全、舒适,预防并发症。

情境导入:

患者,男,65岁,因胸闷、咳嗽、痰中带血、低热3个月就诊入院。入院后被确诊为右侧中心型肺癌。入院5天后,该患者在全麻下行右全肺叶切除术加淋巴结清扫术。患者从手术室返回前,护士需完成以下任务。

任务目标:

1. 护士能根据患者的病情需要独立完成铺麻醉床的操作。
2. 护士在铺麻醉床过程中能合理运用节力原则。

任务实施:

护士准备用物,为手术后患者铺麻醉床。

【操作准备】

1. 用物准备:护理车上层备床褥、大单、橡胶中单、中单(橡胶单和中单可用一次性中单代替)、被套、棉胎、枕芯、枕套(自上而下有序摆放)、速干手消毒剂,根据患者病情准备心电监护仪、输氧管及急救包等物品。
2. 环境准备:环境整洁,不影响周围患者的治疗、休息及进餐。
3. 护士准备:着装整洁,修剪指甲,洗手,戴口罩。

【操作流程及评分标准】

铺麻醉床的操作流程及评分标准见表 2-3-1。

表 2-3-1 铺麻醉床的操作流程及评分标准

操作流程	操作步骤	分值	扣分项目	扣分
素质要求 (4分)	1. 仪表大方,沉着稳健	1	紧张、不自然扣1分	
	2. 着装、仪容仪表符合要求,指甲已修剪	1	衣着不整或未修剪指甲扣1分	
	3. 报告姓名、操作项目,语言流畅	2	未报告扣2分,报告不全扣1分	
评估要求 (8分)	1. 用物:齐全,折叠方法正确,按顺序放置在护理车上	2	用物缺一项扣1分,摆放顺序错一项扣1分	
	2. 环境:病室内无其他患者进餐及治疗,适合操作	2	环境不当扣1~2分	
	3. 患者:病情、麻醉方式和手术部位,术后可能需要的抢救、治疗和护理用物	2	评估不全扣1~2分	
	4. 护士:规范洗手,戴口罩	2	未洗手扣1分,未戴口罩扣1分 以上各项均未评估扣8分,少评估一项扣2分	
实施过程 (80分)	1. 检查床,移桌椅: (1)推护理车至床尾正中合适位置 (2)检查床是否稳固,性能是否完好,并口述 (3)移开床旁桌,距床头约20cm;移开床旁椅,距床尾正中约15cm	1 2 2	护理车位置不利于操作扣1分 未检查或检查漏项扣1~2分 床旁桌或椅未移开扣1分,拖拉、声响大扣1分	
	2. 检查床垫,铺床褥: (1)检查床垫是否有潮湿、污染或凹陷,根据需要翻转床垫 (2)将床褥齐平床头放置,由上而下铺平床褥	2 2	未检查床垫扣1分,未翻转床垫1分 床褥打开错误扣1分,床褥未铺平整扣1分	
	3. 铺床单(包角法): (1)将大单放置在床褥上,大单的横边齐床头,纵边齐床沿,依次向床头、床尾打开,再向两侧打开 (2)铺近侧床头:一手将床头的床垫托起,另一手伸过床中线,将大单塞于床垫下 (3)铺床角:在距床头约30cm处,向上提起大单边缘,使其与床边垂直,呈一等腰三角形,以床沿为界三角形分为两半,上半三角形平铺于床上,下半三角形平整地塞入床垫下,再将上半三角形拉下,平整地塞入床垫下 (4)以同法铺同侧床尾角	5 3 12	大单叠错或铺反扣2分,大单放置错误扣1分,大单打开顺序错误扣1~2分 手未伸过床中线扣1分,大单头部塞不平整扣2分 折角手法不正确扣2分,每角松散不平整扣2分,中线不正扣2分	

续表

操作流程	操作步骤	分值	扣分项目	扣分
实施过程（80分）	4. 铺橡胶中单和中单： (1)在距床头45cm左右的位置放置橡胶中单并打开，其上放置中单 (2)将大单、橡胶单及中单的边缘垂下部分一并塞入床垫下 (3)转至对侧，以同法铺好对侧大单，先铺床尾角，再铺床头角，最后将大单、橡胶单、中单拉平整，连同边缘垂下部分一并塞入床垫下	4 6 2	橡胶单或中单位置放错扣2分，未放置中单扣2分 中单未完全遮盖橡胶单扣2分，大单、橡胶单及中单的边缘未塞紧实或随手脱出扣2~4分 大单、橡胶单及中单不平整扣2分	
	5. 套被套："S"式被套法 (1)将被套放置距床头约40cm处，被套的横边平行于床头，纵边齐床沿；依次向床头、床尾、两侧打开，开口向床尾，中缝与床中线对齐 (2)被套开口端上层打开至1/3处，将折好的"S"形棉胎放于开口处 (3)拉棉胎上缘至被套封口处，分别套好两上角(先对侧后近侧)，使棉胎两侧与被套两侧平齐，被头充实 (4)移至床尾中间处，逐层拉平棉胎及被套，系好带子	8 2 6 2	操作者站位错误扣2分，被套叠错扣2分，被套位置放错扣2分，被套打开顺序错误扣2分 棉胎折叠或放置不当扣2分 被角内陷扣2分，不齐床头扣2分，被头不充实扣2分 未系带或未系完整扣1~2分	
	6. 折叠盖被： (1)盖被上缘与床头对齐，两侧边缘向内折叠与床沿平齐，尾端向内折叠与床尾平齐 (2)将盖被三折叠于一侧床边，开口朝向门	7 5	盖被不平整扣1~3分，盖被折叠方法不正确扣4分 盖被开口方向错误扣5分	
	7. 套枕套：将枕套套于枕芯上，四角充实，横立于床头，开口背门	4	枕头四角不充实扣1分，未横立于床头扣2分，开口未背门扣1分	
	8. 移回床旁桌，将床旁椅移至盖被折叠侧，根据病情需要放置其他用物(口述)	3	未移回扣2分，漏移一项扣1分；未口述扣1分	
	9. 整理用物，洗手	2	未整理用物扣1分，未洗手扣1分	

续表

操作流程	操作步骤	分值	扣分项目	扣分
评价 (5分)	1. 程序正确，操作规范、熟练，床铺平整、紧实、美观	3	程序不正确、动作不规范、不美观扣1~3分	
	2. 操作符合节力原则	1	不符合节力原则扣1分	
	3. 完成时间：8分钟	1	每超时1分钟扣1分	
理论知识 (3分)	铺麻醉床的注意事项	3	回答错误或不完整扣1~3分	
合计		100	扣分	
			最终得分	

【注意事项】

1. 铺麻醉床时，应同时更换洁净的大单、被套、枕套，保证术后患者的舒适及预防并发症。

2. 根据可能污染的部位放置橡胶中单及中单：颈、胸部手术或全麻后铺于床头，下肢手术时铺于床尾；非全麻手术时只铺手术部位即可。

3. 中单要完全遮盖橡胶中单，避免橡胶中单直接接触皮肤而引起患者不适。如用一次性中单，应定时更换。

【操作反思】

_____

_____

_____

项目四　卧床患者更换床单法

卧床患者更换床单法是指对于昏迷、瘫痪、高热、大手术后或年老体弱等病情较重、长期卧床、活动受限、生活不能自理的患者，为保证病床整洁、平整无皱褶，预防患者皮肤并发症而为其更换床上用品的方法。

【操作目的】

1. 更换或整理卧有患者的床单，保持病床整洁、平整、舒适。

2. 协助患者更换卧位，预防坠积性肺炎、压力性损伤等并发症。

> **情境导入：**
>
> 　　患者，男，65岁，因胸闷、咳嗽、痰中带血、低热3个月就诊入院。入院确诊为右侧中心型肺癌，并在全麻下行右全肺叶切除术加淋巴结清扫术。术后第二天，患者出现呕吐并污染了床单和被子，但患者因伤口疼痛，无法站立及下床。护士需完成以下任务。
> 　　**任务目标：**
> 　　1. 护士能规范、熟练地为卧床患者更换床上用品。
> 　　2. 护士在操作过程中能够运用沟通技巧与患者进行有效沟通，能及时观察患者的病情变化。
> 　　3. 护士在操作中能够尊重、关心患者，保护患者的隐私。
> 　　**任务实施：**
> 　　护士准备用物，为患者更换床上用品，使其卧位舒适，避免污染物刺激。

【操作准备】

1. 用物准备：护理车上层备大单、橡胶中单、中单（橡胶中单和中单可用一次性中单代替）、被套、枕套（自上而下有序摆放）、速干手消毒剂。
2. 环境准备：环境温、湿度适宜，有床帘遮挡，不影响周围患者的治疗、休息及进餐。
3. 患者准备：了解更换床单的目的、方法和注意事项，并配合操作。
4. 护士准备：着装整洁，修剪指甲，洗手，戴口罩。

【操作流程及评分标准】

卧床患者更换床单法的操作流程及评分标准见表2-4-1。

表2-4-1　卧床患者更换床单法的操作流程及评分标准

操作流程	操作步骤	分值	扣分项目	扣分
素质要求 （4分）	1. 仪表大方，沉着稳健	1	紧张、不自然扣1分	
	2. 着装、仪容仪表符合要求，指甲已修剪	1	衣着不整或未修剪指甲扣1分	
	3. 报告姓名、操作项目，语言流畅	2	未报告扣2分，报告不全扣1分	
评估要求 （8分）	1. 用物：准备齐全，摆放合理，将用物携至患者床旁	2	用物缺一项扣1分	
	2. 环境：病室有窗帘遮挡，温、湿度适宜	2	未关闭门窗扣1分，无遮挡扣1分	
	3. 患者：核对患者，做好解释，评估病情、皮肤、引流管情况、是否需要便器，了解床上换单的目的、合作程度	2	评估不全或解释不全扣1~2分	

续表

操作流程	操作步骤	分值	扣分项目	扣分
评估要求 （8分）	4. 护士：规范洗手，戴口罩	2	未洗手或洗手不规范扣1分，未戴口罩扣1分 以上各项未评估扣8分，少评估一项扣2分	
实施过程 （80分）	1. 核对解释：将用物携至患者床旁，核对患者，解释注意事项，取得患者配合	4	未核对扣2分，解释不到位扣1~2分	
	2. 移桌椅，拉床挡：移开床旁桌，距床20cm左右；移床旁椅至床尾处，并拉起对侧床挡	4	未移桌、椅扣1~2分，未拉床挡扣2分	
	3. 松被翻身：松开患者对侧及床尾盖被，抬起患者头部，移枕头至对侧，协助患者侧卧，使一侧床面空出，观察患者反应及皮肤情况	8	未协助翻身或协助翻身不当扣1~2分，未移枕扣2分，未观察患者反应扣2分，未评估皮肤扣2分	
	4. 松单扫床： （1）松开近侧各层床单，将污中单向上卷，塞入患者身下，将橡胶中单扫净并搭于患者身上，将污大单向上翻卷至床中线处，塞入患者身下	5	各层床单松单、卷单方法不正确扣2~3分，未扫橡胶中单扣2分	
	（2）由床头向床尾扫净床褥并拉平	2	未扫床褥扣1分，床褥不平扣1分	
	5. 铺近侧各单： （1）将清洁的大单中线与床中线对齐展开，再将铺于对侧的一半大单正面向内翻卷塞入患者身下，按铺床法铺好近侧大单	8	大单中线侧偏>3cm扣2分，卷单方法不正确扣2分，对侧单未塞于患者身下扣2分，未铺平大单扣2分	
	（2）放下橡胶中单，将清洁的中单对齐中线铺于橡胶中单上，再将对侧中单正面向内翻卷塞入患者身下，将近侧中单和橡胶中单一同拉紧，塞入床垫下	2	未包紧床头、床尾扣2分，橡胶中单未拉平拉紧扣2分	
	6. 移枕翻身，铺对侧单： （1）协助患者平卧，拉上床挡，护士转至对侧	2	未拉起床挡扣2分	
	（2）移枕至对侧，协助患者翻身，侧卧于已铺好的一侧，观察患者皮肤情况并询问患者反应	2	未评估皮肤或未询问患者反应扣2分	

续表

操作流程	操作步骤	分值	扣分项目	扣分
实施过程（80分）	(3)松开各层床单,将污中单边缘向上卷后取出,放于污物袋内;扫净橡胶中单,搭于患者身上,将污大单由床头卷向床尾,放于污物袋内(图2-4-1)	5	卷清洁单方法不正确扣2分,未扫橡胶中单扣2分,卷污单方法不正确扣1分	
	(4)扫净床褥,从患者身下将清洁的大单展开,按照铺床法将大单拉紧铺平	5	未扫床褥扣1分,床褥不平扣2分,大单未铺平整扣2分	
	(5)将橡胶中单铺平,在患者身下将中单拉出,与橡胶单一同拉紧铺平,塞入床垫下	6	未包紧床头、床尾扣2分,橡胶中单外露扣2分,橡胶中单未铺平拉紧扣2分	
	(6)移枕于床正中,协助患者平卧	3	未移枕扣1分,未协助患者平卧扣2分	
	7. 更换被套和枕套： (1)松开被筒,解开系带。将清洁的被套平铺于原盖被上,并打开被尾开口1/3,将污被套内的棉胎由床尾竖叠三折后,再按"S"形折叠拉出	3	未松开被筒扣1分,棉胎取出方法不当扣2分	
	(2)将取出的棉胎放入清洁的被套内,对好两上角,将棉被两角压在患者的肩下,或请可配合患者抓住棉被上端拉平,铺好棉胎并系带	12	棉胎接触污被套扣2分,暴露患者扣3分,遮住患者口鼻扣2分,未充实被头扣2分,未拉平被套扣2分,未系带扣1分	
	(3)由床头向床尾撤出污被套,放于污物袋内	2	未撤出污被套扣2分	
	(4)分别将两侧盖被齐床沿折成被筒,床尾端向内折齐床尾或将床尾余下部分塞于床垫下	1	被筒未齐床沿、床尾扣1分	
	(5)一手托起患者头颈部,一手取出枕头,更换清洁枕套,使四角充实,拍松后,开口背门放于患者头下	2	未充实四角扣1分,开口方向放错扣1分	
	8. 整理用物： (1)移回床旁桌、床尾椅,协助患者取舒适卧位,拉上床挡	3	未移回桌、椅扣1分,未协助舒适卧位扣1分,未拉上床挡扣1分	
	(2)清理用物,洗手	1	未洗手扣1分	

续表

操作流程	操作步骤	分值	扣分项目	扣分
评价 （5分）	1. 操作过程中随时观察和评估患者，关爱患者，避免患者受凉	2	未观察和评估患者或未注意保暖扣2分	
	2. 操作熟练，手法轻稳	2	操作不熟练、步骤颠倒或手法不当扣2分	
	3. 时间：15分钟	1	每超时1分钟扣1分	
理论知识 （3分）	卧有患者床更换床单法的注意事项	3	回答错误或不完整扣1~3分	
合计		100	扣分	
			最终得分	

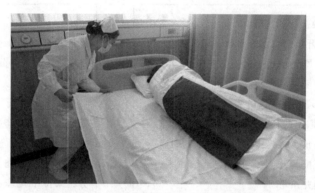

图2-4-1　扫净橡胶中单，搭于患者身上

【注意事项】

1. 保证患者安全、舒适，不宜过多翻动和暴露患者，根据病情需要及时拉上床挡。

2. 操作过程中，需随时观察患者的病情变化，一旦出现异常，应立即停止操作，及时处理。

3. 病床湿扫，保证一床一巾一消毒；更换的床上用品应放入污物袋内。

4. 一般每周更换1或2次床单、被套；如床单、被套被污染，需及时更换。

5. 更换床单时，动作应轻稳，注意节力原则。

6. 与患者沟通有效，满足患者的身心需要。

【操作反思】

项目五　特殊口腔护理

特殊口腔护理是对特殊患者（如禁食、高热、昏迷、危重症、长期鼻饲、口腔疾患、术后及生活不能自理的患者）进行口腔清洁护理，预防疾病的操作方法。

【操作目的】

1. 保持口腔清洁、湿润，预防口腔感染等并发症。
2. 去除口腔异味，促进食欲，确保患者舒适。
3. 评估口腔变化（如黏膜、舌苔及牙龈等），提供患者病情动态变化的信息。
4. 密切观察患者病情并建立良好的护患关系。

情境导入：

　　患者，男，40岁，因"慢性支气管炎急性发作"入院。入院后查体：体温39.6℃，精神差，口唇干裂，食欲不振。医生给予氨苄青霉素、氧氟沙星等药物治疗2周。医嘱：特殊口腔护理，每日2次。护士需要完成以下任务。

　　任务目标：
　　1. 评估患者的口腔情况。
　　2. 采取护理措施解决患者的口腔问题。

　　任务实施：
　　1. 护士遵医嘱为患者准备特殊口腔护理用物，实施特殊口腔护理，注意操作规范、轻稳。
　　2. 护士针对患者病情，认真给予口腔卫生健康指导。

【操作准备】

1. 用物准备：具体如下。

（1）治疗车上层：治疗盘内备一次性口腔护理包（内含弯盘、棉球、止血钳1把、镊子1把、压舌板、一次性治疗巾）（图2-5-1）、水杯（内盛漱口溶液）、吸水管、棉签、液体石蜡、手电筒、纱布数块、治疗巾、口腔护理液（遵医嘱），治疗盘外备手消毒液。必要时，备开口器和口腔外用药（如口腔溃疡膏、西瓜霜、维生素B_2粉末等）。

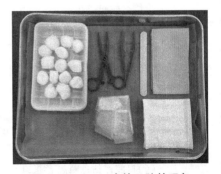

图2-5-1　一次性口腔护理包

（2）治疗车下层：生活垃圾桶、医疗垃圾桶。

2. 环境准备：整洁，室温适宜，光线充足。

3. 患者准备：了解口腔护理的目的、方法和注意事项，并配合操作；取舒适、安全、便于操作的体位。

4. 护士准备：着装整洁，修剪指甲，洗手，戴口罩。

【操作流程及评分标准】

特殊口腔护理的操作流程及评分标准见表2-5-1。

表2-5-1 特殊口腔护理的操作流程及评分标准

操作流程	操作步骤	分值	扣分项目	扣分
素质要求（5分）	1. 仪表大方，沉着稳健	1	紧张、不自然扣1分	
	2. 衣帽整洁，着装符合要求，指甲已修剪	2	着装不整洁扣1分，未修剪指甲扣1分	
	3. 报告姓名、操作项目，语言流畅	2	未报告扣2分，报告不全扣1分	
评估（8分）	1. 用物：充分，能顺利完成操作	2	用物不全扣1~2分	
	2. 环境：室内光线充足，宽敞、安全，符合操作要求	1	环境不当扣1分	
	3. 患者：病情、意识状态、口腔情况、理解配合能力、有无禁忌证	3	未评估扣3分，评估不全酌情扣1~3分	
	4. 护士：仪表，洗手，戴口罩	2	未洗手或洗手不规范扣1分，未戴口罩扣1分	
实施过程（73分）	1. 核对解释： (1)携用物至患者床前，核对患者床号、姓名、腕带、住院号	4	未核对扣4分，核对项目缺一项扣1分	
	(2)解释特殊口腔护理的目的、过程和配合方法	4	未解释扣4分，解释不全扣1~4分	
	2. 清洗口腔前： (1)协助患者取侧卧位或仰卧位，头偏向一侧，面向操作者	2	体位不当扣1分，头未偏向一侧扣1分	
	(2)铺治疗巾于患者颌下，将弯盘置口角旁	2	未铺治疗巾扣1分，未放弯盘扣1分	
	(3)倒漱口液，润湿并清点棉球数量	4	未倒漱口液扣1分，未清点棉球扣3分	
	(4)湿润口唇	1	未湿润口唇扣1分	
	(5)协助患者漱口（口述：昏迷患者禁忌漱口）	2	未漱口（或昏迷患者未口述）扣2分	
	(6)口腔评估：嘱患者张口，一手持手电筒，一手持压舌板，观察口腔情况（口述：昏迷或牙关紧闭者可用开口器协助张口）	3	未评估扣2分，评估方法不对扣1分	

续表

操作流程	操作步骤	分值	扣分项目	扣分
实施过程 (73分)	3. 清洗口腔(图2-5-2)： (1)嘱患者咬合上下齿，用压舌板撑开左侧颊部，纵向擦洗牙齿左外侧面(臼齿—门齿)，再以同法擦洗牙齿右外侧面	6	擦洗方法不对扣3分，只擦一侧扣6分	
	(2)嘱患者张开上下齿，依顺序擦洗左侧牙齿上内侧面、左上咬合面、左下内侧面、左下咬合面、左侧颊部(弧形擦洗)，以同法擦洗右侧	16	未按顺序擦拭或操作不规范扣5分；漏擦一个部位扣1分，漏擦一侧扣6分	
	(3)擦洗舌面、舌下及硬腭部	6	每漏擦一个部位扣2分	
	(4)擦洗完毕，再次清点棉球数量	3	未清点棉球扣3分	
	(5)再次漱口，用纱布擦净口唇(口述：昏迷患者禁忌漱口)	5	未漱口扣2分，未擦口唇扣5分，未口述扣2分	
	(6)再次评估口腔状况	2	未评估扣2分	
	(7)润唇：口唇涂液体石蜡或润唇膏，酌情涂药	2	未润唇扣2分	
	4. 操作后： (1)撤去弯盘及治疗巾	1	少撤一项扣1分	
	(2)协助患者取舒适卧位，整理床单位	4	未安置舒适卧位、未整理各扣2分	
	(3)整理用物	2	未整理用物扣2分	
	(4)洗手	2	未洗手扣2分	
	(5)记录	2	未记录扣2分	
评价 (8分)	1. 操作轻稳、熟练、规范	2	不合格扣1~2分	
	2. 与患者沟通自然到位，细心周到	2		
	3. 患者口腔清洁、无异味，感觉舒适	2		
	4. 时间：8分钟	2	每超时1分钟扣1分	
理论知识 (6分)	口腔护理漱口液的种类及用途	6	回答错误扣6分；回答不完整，每项酌情扣1~2分	
合计		100	扣分	
			最终得分	

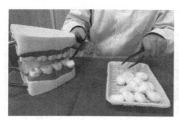 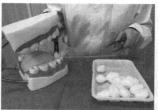 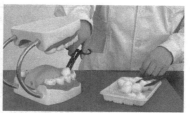

A.擦洗牙齿外侧面　　　　B.擦洗牙齿内侧面　　　　C.擦洗牙齿咬合面

图 2-5-2　清洁口腔

【注意事项】

1. 昏迷患者禁止漱口，以免引起误吸。
2. 观察口腔时，对长期使用抗生素和激素的患者，应注意有无真菌感染。
3. 传染病患者的用物需按消毒隔离原则进行处理。
4. 根据医嘱，选用不同口腔护理液。

附：常用口腔护理液（表 2-5-2）。

表 2-5-2　常用口腔护理液

名称	浓度	作用及适用范围
生理盐水	0.9%	清洁口腔，预防感染
氯己定溶液	0.02%	清洁口腔，广谱抗菌
甲硝唑溶液	0.08%	适用于厌氧菌感染
过氧化氢溶液	1%~3%	防腐、防臭，适用于口腔感染有溃烂、坏死组织者
复方硼酸溶液（朵贝尔溶液）	—	轻度抑菌、除臭
碳酸氢钠溶液	1%~4%	属碱性溶液，适用于真菌感染
呋喃西林溶液	0.02%	清洁口腔，广谱抗菌
醋酸溶液	0.1%	适用于铜绿假单胞菌感染
硼酸溶液	2%~3%	酸性防腐溶液，有抑制细菌的作用

【操作反思】

项目六 床上洗头（洗头车）

床上洗头是护士协助卧床患者完成头皮清洁和梳理的一项基础护理操作。对于长期卧床、活动受限、肌张力降低、共济失调、生活不能自理的患者，为保持其头皮清洁、促进头部血液循环、预防感染、保持舒适状态、提升自我形象，护士可采用洗头车、卧床洗头盆、扣杯式等洗发方式帮助患者在床上进行头皮、头发的清洁。

【操作目的】

1. 除去头发上的污秽及头皮屑，保持头发清洁，使患者舒适。
2. 按摩头皮，促进患者头部血液循环，促进头发的生长与代谢。
3. 维护患者自尊、自信，建立良好的护患关系。

> 情境导入：
>
> 　　患者，女，68岁，50kg，脑梗死后遗症右侧肢体偏瘫卧床，左手屈曲，无法伸直，左脚也不能弯曲，因行肢体康复训练入住医院康复病区。今日查房，患者主诉头皮瘙痒，要求洗发。经评估后，认为患者适合进行床上洗发。护士需要完成以下任务。
>
> 任务目标：
>
> 1. 护士能正确为患者进行床上洗头。
> 2. 护士在洗头过程中能与患者进行有效的沟通，并能及时发现患者的不适。
> 3. 护士在洗头过程中能正确宣教，家属和患者能获得头发卫生保健的知识与技能。
>
> 任务实施：
>
> 　　护士评估患者、准备用物，拟用洗头车为患者进行床上洗头。

【操作准备】

1. 用物准备：治疗车上层备治疗盘（内放浴巾、橡胶单、毛巾、耳塞或不吸水棉球、眼罩或纱布、洗发液、梳子），治疗盘外放电吹风、纸袋、手消毒液、洗头车、热水（不超过40℃）、污水桶；治疗车下层备生活垃圾桶、医疗垃圾桶。
2. 环境准备：调节室温至24℃±2℃，关闭门窗。
3. 患者准备：明确操作目的，了解操作过程，能配合采取适当体位。
4. 护士准备：着装整洁，修剪指甲，洗手，戴口罩。

【操作流程及评分标准】

床上洗头的操作流程及评分标准见表2-6-1。

表 2-6-1 床上洗头的操作流程及评分标准

操作流程	操作步骤	分值	扣分项目	扣分
素质要求 （4分）	1. 仪表大方，沉着稳健	1	紧张、不自然扣1分	
	2. 报告姓名、操作项目，语言流畅	2	未报告扣2分，报告不全扣1分	
	3. 衣帽整洁，指甲已修剪，着装符合要求	1	衣着不整或未修剪指甲扣1分	
评估要求 （8分）	1. 用物：齐全，能顺利完成操作	2	用物有缺项扣1~2分	
	2. 环境：室温24℃±2℃，关闭门窗	1	环境不当扣1分	
	3. 患者：头发长度、清洁度，有无头皮损伤，清洁习惯，病情、意识、自理能力，合作程度	3	未了解患者情况或了解不全扣1~3分	
	4. 护士：规范洗手，戴口罩	2	未洗手或洗手不规范扣1分，未戴口罩扣1分 以上各项均未评估扣8分，少评估一项扣1~3分	
实施过程 （72分）	1. 核对解释： (1)推洗头车及治疗车等用物至患者床旁，核对患者并解释，询问需要	4	未核对扣2分，未解释或询问扣2分	
	(2)放平床头，移开床旁桌、椅	2	未移桌、椅扣1~2分	
	2. 安置体位： (1)协助患者仰卧，移枕于肩下，上半身斜向床边，屈膝，膝下垫软枕	2	患者体位不当扣2分	
	(2)将橡胶单和浴巾铺于枕上，松开衣领向内反折，将毛巾围于颈部	5	未铺橡胶单和浴巾扣2分，橡胶单和浴巾放置不当扣1分，未保护好衣领扣2分	
	(3)插洗头车电源，将患者颈部靠在洗发盆的凹口处，头部枕于洗头车的头托上，将接水盘置于患者头下	3	头部放置位置不当扣2分，未放接水盘扣1分	
	3. 保护眼、耳：用棉球塞好双耳，用眼罩或纱布遮盖双眼	4	未用棉球塞耳扣2分，未遮盖双眼扣2分	
	4. 试温，洗发： (1)开启花洒开关，试温后取少许热水滴于患者头部试温，询问患者感觉，确定水温后，充分润湿头发	3	未试水温扣3分	
	(2)倒洗发液于掌心，加水揉搓起泡，将泡沫涂遍头皮及头发上，用指腹揉搓头皮，从发际到头顶，再到两侧，轻轻将患者头部侧向一边，揉搓后枕部。反复揉搓后冲洗，直至冲洗干净	17	未用指腹揉搓扣2~4分，各部位揉搓不到位扣2~4分，转动头部动作不轻柔扣2分，未冲洗干净扣2分，水流入眼部和耳部扣2分，未询问或观察患者反应扣3分	
	(3)梳去脱落头发，缠绕成团，置于纸袋中	2	未将脱落头发置于纸袋中扣2分	

续表

操作流程	操作步骤	分值	扣分项目	扣分
实施过程（72分）	5. 撤巾，擦干： （1）洗发毕，解下颈部毛巾包住头发，并擦至不滴水	5	头发滴水扣5分	
	（2）取下纱布或眼罩，并取出耳内的棉球，撤去洗头车	4	未取下纱布或眼罩扣2分，未取下耳内棉球扣2分	
	（3）解下包头的毛巾，梳顺头发，用电吹风吹干头发，待干后梳理发型	9	未将头发吹干扣5分，未梳理头发扣4分	
	（4）撤去枕头上的橡胶单和浴巾，将枕头从患者肩下移至头下，协助患者取舒适卧位	6	未协助患者取舒适卧位扣2分，枕头、床单被打湿扣2~4分	
	6. 整理记录： （1）整理床单位，清理用物	4	未整理床单位扣2分，未清理用物扣2分	
	（2）洗手，记录	2	未洗手扣1分，未记录扣1分	
评价（10分）	1. 程序正确，动作规范，操作熟练	2	程序不正确、操作不熟练扣2分	
	2. 与患者及家属沟通及时，体现人文关怀，出现异常情况时，能及时妥当处理	4	未观察患者反应扣2分，与患者及家属沟通不畅扣2分	
	3. 患者头发清洁，感觉舒适，个人形象良好	2	患者感觉不舒适或未达到头发清洁的目的扣2分	
	4. 完成时间：12分钟	2	每超时1分钟扣1分	
理论知识（6分）	1. 床上洗头的适用人群	3	回答错误或不完整，每项酌情扣1~3分	
	2. 床上洗头的注意事项	3		
合计		100	扣分	
			最终得分	

【注意事项】

1. 洗头过程中保持与患者的沟通，了解其感受；密切观察患者的病情变化，如发现面色、呼吸、脉搏等异常，应立即停止操作。

2. 洗头过程中，应防止污水溅入眼、耳，并避免沾湿衣、被。

3. 洗头时间不宜过长，以免引起头部充血、疲劳，造成患者不适。

4. 注意调节水温、室温，注意保暖，及时擦干头发，以免着凉。

5. 身体虚弱和病情危重的患者不宜进行床上洗发。

【操作反思】

_____

_____

_____

项目七　床上擦浴

床上擦浴是护士协助制动及活动受限的患者在床上进行的皮肤清洁护理,是保持患者皮肤清洁、促进皮肤血液循环、增加皮肤排泄功能、预防皮肤感染和破损、防止肌肉挛缩和关节僵硬的一项重要基础护理措施,适用于病情较重、长期卧床、制动或活动受限(如使用石膏固定、牵引)及身体衰弱而无法自行淋浴的患者。

【操作目的】

1. 去除污垢,保持皮肤清洁,促进患者生理和心理上的舒适,促进健康。
2. 增强皮肤血液循环和排泄功能,预防皮肤感染及压力性损伤等并发症。
3. 观察全身皮肤有无异常,提供疾病信息。
4. 活动肢体,使肌肉放松,防止关节僵硬和肌肉挛缩等并发症,保持良好的精神状态。
5. 促进护患交流,建立良好的护患关系。

情境导入:

　　患者,女,68岁,50kg,脑梗死后遗症右侧肢体偏瘫卧床,左手屈曲,无法伸直,左脚也不能弯曲,因行肢体康复训练入住医院康复病区。今日查房,患者主诉皮肤瘙痒,要求进行洗澡。经评估后,认为患者适合进行床上擦浴。护士需要完成以下任务。

任务目标:

1. 护士能独立为患者完成床上擦浴操作。
2. 护士在操作过程中能与患者进行有效的沟通,并体现人文关怀能力。

任务实施:

1. 护士准备用物,拟为卧床患者行床上擦浴。
2. 为患者床上擦浴时,注意观察患者反应,并保护其隐私,避免着凉。

【操作准备】

1. 用物准备：治疗车上层备浴巾2条、毛巾2条、浴皂、指甲刀、按摩油/膏/乳、润肤乳、脸盆2个、清洁衣裤、手消毒液，治疗车下层备水壶/水桶（内盛50℃左右热水）、污水桶、便盆及便盆巾、生活垃圾桶、医用垃圾桶。
2. 环境准备：关闭门窗，调节室温到24℃以上，拉上床帘，关闭门窗。
3. 患者准备：明确操作目的，了解操作过程，能积极配合操作。
4. 护士准备：着装整洁，修剪指甲，洗手，戴口罩。

【操作流程及评分标准】

床上擦浴的操作流程及评分标准见表2-7-1。

表2-7-1 床上擦浴的操作流程及评分标准

操作流程	操作步骤	分值	扣分项目	扣分
素质要求（4分）	1. 仪表大方，沉着稳健	1	紧张、不自然扣1分	
	2. 报告姓名、操作项目，语言流畅	2	未报告扣2分，报告不流畅扣1分	
	3. 着装、仪容仪表符合要求，指甲已修剪	1	着装不整、未修剪指甲扣1分	
评估要求（8分）	1. 用物：齐全，能顺利完成操作	2	用物准备不全项扣1~2分	
	2. 环境：关闭门窗，室温在24℃以上，拉上床帘	1	环境不当扣1分	
	3. 患者：病情、意识、自理能力、合作程度、皮肤状况、清洁习惯，对冷、热、触、痛的感觉是否正常	3	未评估患者情况或评估不全扣1~3分	
	4. 护士：规范洗手，戴口罩	2	未洗手或洗手不规范扣1分，未戴口罩扣1分 以上各项均未评估扣8分	
实施过程（78分）	1. 核对解释：携用物至患者床旁，核对解释，询问患者需要	4	未辨识患者扣2分，未解释或未询问扣1~2分	
	2. 浴前准备： (1)协助患者移近护士，取舒适卧位，放下同侧床挡，松开床尾盖被 (2)将浴皂、脸盆放于床旁桌上，倒入热水至2/3满，测试水温 (3)擦洗方法：微湿毛巾（将毛巾浸湿拧至不滴水状），叠成手套状包于护士手上，每擦洗一个部位清洗毛巾一次；先用涂皂液的毛巾擦洗，再用清洗毛巾反复彻底擦净皂液，最后用浴巾擦干	5	未采取合适体位扣2分，未松开床尾盖被扣1分 未测试水温扣2分	

续表

操作流程	操作步骤	分值	扣分项目	扣分
实施过程 (78分)	3. 擦洗面、颈部： (1)眼部不涂皂液，面颈部根据患者习惯选择 (2)擦洗眼部：用毛巾的不同部位擦洗眼睛，由内眦向外眦，擦完一侧再擦另一侧 (3)擦洗脸、颈部：包括前额、颊部、鼻翼、人中、耳后、下颌、颈部	3	擦洗顺序错误扣1~2分，未擦洗对侧眼部扣1分	
	4. 擦洗上肢： (1)按更衣原则为患者脱去上衣，铺浴巾于一侧手臂下面	6	脱衣顺序错误扣2分，未保护患者隐私扣2分，未为患者保暖扣2分	
	(2)先用涂浴皂的毛巾由远心端向近心端擦洗直至腋窝，再清洗毛巾擦洗直至无皂液，最后用浴巾边按摩边擦干	4	擦洗顺序错误扣1~2分，皂液未擦洗干净扣2分	
	(3)将脸盆放置床旁，协助患者将手浸入脸盆中，洗净并擦干，以同法擦另一侧	3	未擦洗对侧扣3分	
	5. 擦洗胸、腹部： (1)换水，测试水温，将浴巾铺于胸腹部 (2)护士一手略掀起浴巾，另一只手包裹微湿毛巾先擦胸部，擦洗女性患者乳房时应环形用力，注意擦净皮肤皱褶处(口述)；擦洗后应彻底擦干 (3)以脐为中心，顺结肠走向擦洗腹部，或先擦洗腹部一侧，再擦洗另一侧，用浴巾擦干	12	未保护患者隐私扣2分，未为患者保暖扣2分 擦洗顺序错误扣2分，皂液未擦洗干净扣2分，擦洗部位不全扣2分，未口述扣2分	
	6. 擦洗背部： (1)协助患者翻身侧卧，背向护士，将浴巾纵向铺于患者身下，并拉起浴巾另一端盖住患者后背 (2)护士一手略掀起浴巾，另一只手包裹微湿毛巾依次擦洗后颈部、背部、臀部 (3)酌情进行背部按摩(口述) (4)换上清洁上衣，协助患者平卧 (5)擦洗过程中随时观察患者	12	未保护患者隐私扣1分，未为患者保暖扣2分 擦洗顺序错误扣1~2分，皂液未擦洗干净扣1分 未口述扣1分 未更换清洁上衣扣2分，穿衣顺序错误扣2分 未观察患者反应扣1分	

续表

操作流程	操作步骤	分值	扣分项目	扣分
实施过程 (78分)	7. 擦洗下肢： (1)换水，测试水温，脱下患者近侧裤子，盖在对侧腿上，将浴巾铺于擦洗部位下面，露出近侧下肢 (2)依次擦洗踝部、小腿、膝部、大腿、髋部，洗净后彻底擦干 (3)观察患者反应，近侧擦洗完毕后，将盖被盖于近侧腿上，露出对侧腿部，以同法擦洗另一侧	10	未保护患者隐私扣2分，未为患者保暖扣2分 擦洗顺序不对扣2分，皂液未擦洗干净扣1分 未观察患者反应扣1分，未擦对侧扣2分	
	8. 清洁双足： (1)将盆移于患者足下，盆下先铺好浴巾 (2)嘱患者屈膝，将双脚同时或先后移入盆内，清洗足部及趾部 (3)取走足盆，将双脚放于浴巾上，擦干；观察患者反应	4	未为患者保暖扣2分 皂液未擦洗干净扣1分，未观察患者反应扣1分	
	9. 清洗会阴： (1)换水、盆和毛巾，协助患者进行会阴部清洗 (2)如患者不能自行清洗，护士一手略掀起盖被，另一只手包裹微湿毛巾清洁会阴部并擦干，更换清洁内裤及清洁裤	8	未换水、盆和毛巾扣2分，未保护患者隐私扣2分，未为患者保暖扣2分 未更换清洁内裤或裤子，或更换方法不当扣2分	
	10. 按需整理： (1)根据需要涂擦润肤剂，梳理头发，取舒适体位，按需修剪指(趾)甲、更换床单(可口述)，整理床单位，清理用物	5	未梳头、取舒适体位各扣1分，未按需剪指(趾)甲或更换床单各扣1分，未整理用物或整理不到位扣1分	
	(2)洗手，记录，开窗通风，调节室温	2	未洗手、记录各扣1分	
评价 (6分)	1. 程序正确，操作规范、熟练，符合节力、安全原则	2	程序不正确、操作不规范扣2分	
	2. 操作中密切观察患者反应，体现人文关怀，患者皮肤清洁、感觉舒适	3	未密切观察患者反应扣3分	
	3. 完成时间：20分钟	1	每超时1分钟扣1分	
理论知识 (4分)	1. 床上擦浴的注意事项	2	回答错误或不完整，每项扣1~2分	
	2. 床上擦浴的适用人群	2		
合计		100	扣分	
			最终得分	

【注意事项】

1. 操作过程中保持与患者沟通，关心爱护患者，随时观察病情变化，如出现寒战、面色苍白、呼吸急促等变化，应立即停止擦洗，并给予适当处理。
2. 掌握擦洗的步骤，及时更换热水，女性胸部采用横"8"字环绕法擦洗，腋窝、腹股沟等皮肤皱褶处应擦洗干净。
3. 动作轻柔、敏捷，防止受凉，并注意遮挡，减少身体不必要的暴露，以保护患者自尊及隐私。
4. 擦浴时，注意伤口和引流管，避免伤口受压以及引流管脱落、打折或扭曲。
5. 穿衣顺序：先穿远侧，再穿近侧；如有患侧，先穿患侧，再穿健侧。
6. 脱衣顺序：先脱近侧，再脱远侧；如有患侧，先脱健侧，再脱患侧。

【操作反思】

项目八　床上更衣

床上更衣是护士协助活动受限患者在床上进行衣裤更换的护理操作。及时为患者更换已污染的衣裤，不但可以提升患者的舒适度和自信，还可在更换衣裤过程中观察患者皮肤状况，预防皮肤并发症。

【操作目的】

1. 使患者清洁舒适，满足身心需要。
2. 保护皮肤，预防皮肤并发症。

> **情境导入：**
>
> 　　患者，女，85岁，50kg，脑梗死后遗症右侧肢体偏瘫卧床，左手屈曲，无法伸直，左脚也不能弯曲，口齿不清。今日查房，发现患者吃饭时不小心将食物洒在衣裤上，打湿了衣裤。护士需要完成以下任务。
>
> **任务目标：**
>
> 1. 护士能独立为患者进行床上更衣操作。
> 2. 护士在操作过程中能密切关注患者，体现人文关怀。
> 3. 护士能鼓励患者积极主动参与到床上更衣操作中。
>
> **任务实施：**
>
> 　　护士准备用物，拟为卧床患者进行床上更衣操作。

【操作准备】

1. 用物准备：护理车上层备尺码合适的清洁衣裤一套、手消毒剂，护理车下层备便盆、生活垃圾桶。
2. 环境准备：调节室温，关闭门窗，拉上窗帘。
3. 患者准备：了解更衣的目的、方法、注意事项及配合要点。
4. 护士准备：着装整洁，修剪指甲，洗手，戴口罩。

【操作流程及评分标准】

床上更衣的操作流程及评分标准见表2-8-1。

表2-8-1 床上更衣的操作流程及评分标准

操作流程	操作步骤	分值	扣分项目	扣分
素质要求 （5分）	1. 仪表大方，沉着稳健	1	紧张、不自然扣1分	
	2. 报告姓名、操作项目，语言流畅	2	未报告扣2分，报告不流畅扣1分	
	3. 衣帽整洁，指甲已修剪，着装符合要求	2	着装不整、未修剪指甲各扣1分	
评估要求 （8分）	1. 用物：齐全，摆放合理	2	用物缺一项扣1分	
	2. 环境：关闭门窗，调节室温，遮挡患者	2	环境不当扣1~2分	
	3. 患者：了解病情、意识、肌力、自理能力、合作程度、体型、卧位	2	评估患者情况不全扣1~2分	
	4. 护士：规范洗手，戴口罩	2	未洗手或洗手不规范扣1分，未戴口罩扣1分 以上各项均未评估扣8分，少评估一项扣2分	
实施过程 （71分）	1. 核对解释： (1) 携用物至患者床旁，辨识患者并解释	4	未辨识患者扣2分，未解释或解释不到位扣1~2分	
	(2) 拉上左侧床挡	2	未拉床挡扣2分	
	2. 脱上衣： (1) 嘱患者平卧，解开患者上衣衣扣，先将健侧衣袖脱下，内面朝下卷至患者身下 (2) 协助患者取患侧在上侧卧位，观察背部皮肤 (3) 取出患者身下衣服并将患侧衣袖脱下，置于护理车下层	12	脱衣顺序错误扣5分 卧位错误扣5分，未检查患者皮肤扣2分	

续表

操作流程	操作步骤	分值	扣分项目	扣分
实施过程（71分）	3. 穿清洁上衣： （1）取清洁开襟上衣，先穿好患侧衣袖，并将衣服其余部分平整地掖于患者身下 （2）协助患者取平卧位，取出患者身下衣服并将健侧穿上 （3）拉平衣服，扣上衣扣	20	穿衣顺序错误扣5分，未注意保暖扣1~3分，未保护患者隐私扣1~3分 动作不轻柔扣3分，拉拽衣服扣2分 衣服不平整扣2分，未扣衣扣扣2分	
	4. 脱裤子： （1）协助患者身体右倾，将裤子左侧部分向下拉至臀下，再协助患者左倾，将裤子右侧部分向下拉至臀下 （2）检查患者臀部皮肤 （3）护士两手分别拉住患者两侧裤腰部将裤子向下褪至膝部，协助患者抬起左侧下肢，褪去左侧裤腿；以同法撤去另一侧	7	脱裤顺序错误或方法不当扣5分 未检查患者皮肤扣2分	
	5. 更换裤子： （1）取清洁裤子，辨识正反面 （2）护士一手从裤管口套入至裤腰开口，轻握患者右侧脚踝，将右脚及右小腿放入裤管中；以同法穿左侧 （3）护士双手分别拉住两侧裤腰部分向上提拉至患者臀部，协助患者身体左倾，将右侧裤腰部分向上拉至腰部 （4）协助患者身体右倾，将左侧裤腰部分向上拉至腰部	20	裤子正反面错误扣3分 穿裤顺序错误扣5分，未注意保暖扣1~3分，未保护患者隐私扣1~3分 动作不轻柔或未托住患者肢体扣2分 裤子不平整扣1~2分，裤子未穿到位扣2分	
	6. 整理记录： （1）协助患者取舒适卧位，整理床单位 （2）开窗通风，调节室温 （3）洗手，记录	6	未协助患者取舒适体位扣2分，未整理床单位扣2分 未洗手、记录各扣1分	
评价（10分）	1. 程序正确，动作轻柔，操作熟练	2	程序不正确、动作不轻柔扣2分	
	2. 与患者/家属沟通及时，体现人文关怀，患者对服务满意	4	沟通不畅扣2分，未密切观察患者扣2分	
	3. 患者衣着整洁、卧位舒适，符合病情要求	2	衣着不整洁或卧位不适扣1~2分	
	4. 完成时间：8分钟	2	每超时1分钟扣1分	

续表

操作流程	操作步骤	分值	扣分项目	扣分
理论知识（6分）	1. 为肢体有伤或活动障碍患者穿、脱衣服的原则	3	回答错误或不完整，每项扣1~3分	
	2. 在为患者穿、脱衣服的过程中，如何锻炼患者的主动性	3		
合计		100	扣分	
			最终得分	

【注意事项】

1. 注意保暖，避免受凉。
2. 注意保护伤口，避免受压；各种管路保持通畅，避免扭曲。
3. 观察皮肤及患侧肢体情况，并注意患者反应，发现异常应及时处理。
4. 指导患者主动参与更衣过程，以锻炼患者的肢体功能。

【操作反思】

_____

_____

_____

项目九　变换卧位法

卧位是患者卧床的姿势。卧位与诊断、治疗和护理有密切的关系。正确的卧位对减轻症状、治疗疾病、预防并发症均可起到良好的作用。因疾病或者治疗的限制，患者需长期卧床，故极易出现精神萎靡、消化不良、便秘、肌肉萎缩、压疮、坠积性肺炎等，因此护士应定时为患者变换卧位，以保持患者舒适、安全，预防并发症的发生。

一、协助患者移向床头

【操作目的】

协助滑向床尾而不能自行移动的患者移向床头，恢复舒适且安全的卧位。

> 情境导入：
> 　　患者，男，40岁，因"急性胆囊炎"入院，行胆囊切除术并置T管引流。术后2天，护士巡视病房时发现患者身体滑向了床尾，因术后疼痛，不能自行移回床头。现需协助其移向床头。护士需要完成以下任务。

> 任务目标：
> 1. 协助患者移向床头，保持患者卧位舒适、安全。
> 2. 观察患者皮肤，预防皮肤压力性损伤。
>
> 任务实施：
> 1. 护士为患者准备用物，协助患者移向床头，维持舒适、安全的卧位。
> 2. 操作轻稳，保持床铺平整，预防并发症。

【操作准备】

1. 用物准备：根据病情准备好枕头等物品。
2. 环境准备：整洁，室温适宜，光线充足。
3. 患者准备：了解移向床头的目的、方法和注意事项，并配合操作。
4. 护士准备：着装整洁，修剪指甲，洗手，戴口罩。视患者情况决定护士人数。

【操作流程及评分标准】

协助患者移向床头的操作流程及评分标准见表 2-9-1。

表 2-9-1 协助患者移向床头的操作流程及评分标准

操作流程	操作步骤	分值	扣分项目	扣分
素质要求 （5分）	1. 仪表大方，沉着稳健	1	紧张、不自然扣1分	
	2. 报告姓名、操作项目，语言流畅	2	未报告扣2分，报告不全扣1分	
	3. 衣帽整洁，着装符合要求，指甲已修剪	2	着装不整、未修剪指甲各扣1分	
评估 （8分）	1. 用物：充分，能顺利完成操作	2	用物不全扣1~2分	
	2. 环境：安全、整洁、光线适宜，符合操作要求	1	环境不当扣1分	
	3. 患者：年龄、体重、病情、意识状态、治疗情况、理解配合能力	3	未评估扣3分，评估不全扣1~3分	
	4. 护士：规范洗手，戴口罩	2	未洗手或洗手不规范扣1分，未戴口罩扣1分	
实施过程 （76分）	1. 核对解释： （1）携用物至患者床前，核对患者床号、姓名、腕带、住院号 （2）解释移向床头的目的、过程和配合方法	8	未核对扣4分；核对项目不全，缺一项扣1分 未解释扣4分，解释不全扣1~4分	

续表

操作流程	操作步骤	分值	扣分项目	扣分
实施过程 (76分)	2. 固定床脚轮	4	未固定扣4分	
	3. 将各种导管及输液装置等安置妥当，必要时将盖被折叠至床尾或一侧	4	未安置导管扣3分，未折叠盖被扣1分	
	4. 放平床头，将枕头置于床头	6	未放平床头扣3分，未放置好枕头扣3分	
	5. 移动患者： (1) 一人法：见图2-9-1 1) 嘱患者仰卧屈膝，双手握住床头栏杆，双脚蹬床面	12	未嘱患者仰卧屈膝扣4分，未握栏杆扣4分，未蹬床面扣4分	
	2) 护士一手稳住患者双脚，另一手置于患者臀部提供助力，使其移向床头	8	未稳住双脚扣4分，未提供助力扣4分	
	(2) 二人法：见图2-9-2 1) 嘱患者仰卧屈膝	6	未嘱患者仰卧屈膝扣6分	
	2) 护士分别站于床的两侧，交叉托住患者颈肩部和臀部；或两位护士站在患者同一侧，一人托住患者颈、肩部及腰部，另一人托住患者臀部及腘窝部，两人同时抬起患者移向床头	16	护士站位不正确扣3分，托起患者手法不正确扣3分，托扶患者身体部位不正确扣3分，未将患者抬离床面扣3分，未用合力抬起扣4分	
	6. 操作后处理： (1) 放回枕头，视病情需要摇起床头或支起靠背架 (2) 协助患者取舒适卧位，安置各种导管，整理床单位 (3) 洗手 (4) 记录	12	未放回枕头扣2分 未安置患者卧位扣2分，未安置导管扣2分，未整理床单位扣2分 未洗手扣2分 未记录扣2分	
评价 (8分)	1. 举止端庄，操作规范、熟练 2. 患者床单位整齐，患者舒适 3. 用语规范，沟通自然到位，声音清楚流利 4. 完成时间：5分钟	8	每项不合格扣1~2分 每超时1分钟扣1分	
理论知识 (3分)	患者常用的卧位	3	回答错误或不完整酌情扣1~3分	
合计		100	扣分 最终得分	

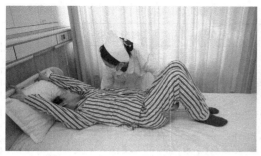
图2-9-1 一人协助患者移向床头

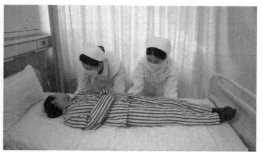
图2-9-2 二人协助患者移向床头

【注意事项】

1. 移动患者前、后均应安置好各种导管，避免脱落、折叠、受压。
2. 将患者移向床头时，避免拖拉，以免擦伤皮肤。

【操作反思】

_____

_____

_____

二、协助患者翻身侧卧

【操作目的】

1. 协助不能起床的患者更换卧位，使其感觉舒适。
2. 满足检查、治疗、护理的需要，如护理背部皮肤、更换床单、整理床单位等。
3. 预防并发症，如压力性损伤、坠积性肺炎等。

> **情境导入：**
> 　　患者，男，40岁，因"急性胆囊炎"入院，行胆囊切除术并置T管引流。术后2天，患者不能自行翻身，需协助其翻身侧卧。护士需要完成以下任务。
> 　　**任务目标：**
> 　　1. 协助患者翻身侧卧，预防局部受压。
> 　　2. 观察患者病情变化，保持患者舒适、安全。
> 　　**任务实施：**
> 　　护士为患者准备用物，协助患者翻身侧卧。

【操作准备】

1. 用物准备：根据病情准备好枕头、床挡等物品。
2. 环境准备：整洁，室温适宜，光线充足，必要时进行遮挡。

3. 患者准备：了解翻身侧卧的目的、方法和注意事项，并配合操作。
4. 护士准备：着装整洁，修剪指甲，洗手，戴口罩。视患者情况决定护士人数。

【操作流程及评分标准】

协助患者翻身侧卧的操作流程及评分标准见表2-9-2。

表2-9-2 协助患者翻身侧卧的操作流程及评分标准

操作流程	操作步骤	分值	扣分项目	扣分
素质要求 （5分）	1. 仪表大方，沉着稳健	1	紧张、不自然扣1分	
	2. 报告姓名、操作项目，语言流畅	2	未报告扣2分，报告不全扣1分	
	3. 衣帽整洁，着装符合要求，指甲已修剪	2	着装不整洁扣1分，未修剪指甲扣1分	
评估 （8分）	1. 用物：充分，能顺利完成操作	2	用物不全扣1~2分	
	2. 环境：室内光线充足、宽敞、安全，符合操作要求	1	环境不当扣1分	
	3. 患者：年龄、体重、病情、意识状态、治疗情况、理解配合能力	3	未评估扣3分，评估不全扣1~3分	
	4. 护士：洗手，戴口罩	2	未洗手或洗手不规范扣1分，未戴口罩扣1分	
实施过程 （76分）	1. 核对解释： (1)携用物至患者床前，核对患者床号、姓名、腕带、住院号	4	未核对扣4分；核对项目不全，缺一项扣1分	
	(2)解释翻身侧卧的目的、过程和配合方法	4	未解释扣4分；解释不全，缺一项扣1分	
	2. 固定床脚轮	2	未固定扣2分	
	3. 将各种导管及输液装置等安置妥当，必要时将盖被折叠至床尾或一侧	3	未安置导管扣2分，未折叠盖被扣1分	
	4. 协助患者仰卧，两手放于腹部，两腿屈曲	3	未安置体位扣3分，安置错误扣1~3分	
	5. 翻身侧卧： (1)一人法：见图2-9-3 1)先将对侧床挡拉起，再将患者双下肢移向靠近护士侧的床沿，最后将患者肩、腰、臀部向护士侧移动	14	未拉起床挡扣2分；未按双下肢、肩、腰、臀顺序移动患者向护士侧，错一个部位扣3分	
	2)护士一手托肩，另一手托膝部，轻轻将患者推向对侧，使其背向护士	10	一手放置位置不正确扣3分，未轻推患者向对侧扣4分	

续表

操作流程	操作步骤	分值	扣分项目	扣分
实施过程 (76分)	(2)二人法：见图2-9-4 1)两名护士站在床的同一侧，一人托住患者颈肩部和腰部，另一人托住臀部和腘窝部，同时将患者抬起移向近侧	12	护士站位不正确扣4分，一名护士托患者手法不正确扣4分、两名不正确扣8分	
	2)两人分别托扶患者的肩、腰部和臀、膝部，轻推患者，使其转向对侧	12	一名护士手法不正确扣4分，未轻推患者扣4分	
	6.操作后处理： (1)按侧卧位的要求，在患者背部、胸前及两膝间放置软枕，使患者安全舒适，必要时使用床挡 (2)检查并安置患者肢体各关节处于功能位置，使各种管道保持通畅 (3)洗手 (4)记录	12	一处未放置软枕扣2分 未检查安置患者关节功能位、导管各扣2分 未洗手扣1分 未记录扣1分	
评价 (8分)	1.举止端庄，操作规范、熟练 2.患者床单位整齐，患者舒适 3.用语规范，沟通自然到位，体现人文关怀 4.完成时间：5分钟	8	每项不合格扣1~2分 每超时1分钟扣1分	
理论知识 (3分)	更换卧位对预防并发症的重要性	3	回答错误或不完整扣1~3分	
	合计	100	扣分 最终得分	

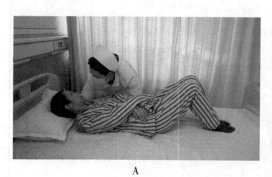
A

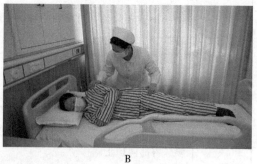
B

图2-9-3 一人协助患者翻身侧卧

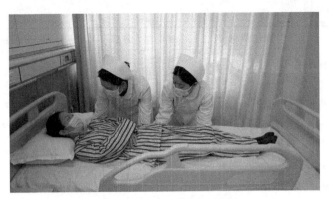

图 2-9-4 二人协助患者翻身侧卧

轴线翻身法的操作流程及评分标准见表 2-9-3。

表 2-9-3 轴线翻身法的操作流程及评分标准

操作流程	操作步骤	分值	扣分项目	扣分
素质要求 （5分）	1. 仪表大方，沉着稳健	1	紧张、不自然扣1分	
	2. 报告姓名、操作项目，语言流畅	2	未报告扣2分，报告不全扣1分	
	3. 衣帽整洁，着装符合要求，指甲已修剪	2	着装不整洁扣1分，未修剪指甲扣1分	
评估 （8分）	1. 用物：充分，能顺利完成操作	2	用物不全扣1~2分	
	2. 环境：安静整洁，光线适宜、安全，符合操作要求	1	环境不当扣1分	
	3. 患者：年龄、体重、病情、意识状态、治疗情况、理解配合能力	3	未评估扣3分，评估不全扣1~3分	
	4. 护士：规范洗手，戴口罩	2	未洗手或洗手不规范扣1分，未戴口罩扣1分	
实施过程 （76分）	1. 核对解释： (1) 携用物至患者床前，核对患者床号、姓名、腕带、住院号	4	未核对扣4分；核对项目不全，缺一项扣1分	
	(2) 解释翻身侧卧的目的、过程和配合方法	4	未解释扣4分；解释不全，缺一项扣1分	
	2. 固定床脚轮	2	未固定扣2分	
	3. 将各种导管及输液装置安置妥当，必要时将盖被折叠至床尾或一侧	3	未安置导管扣2分，未折叠放置盖被扣1分	
	4. 协助患者仰卧	3	未安置体位或安置错误扣3分	

续表

操作流程	操作步骤	分值	扣分项目	扣分
实施过程 (76分)	5. 翻身： (1)二人法：见图2-9-5 1)移动患者：两位护士站在病床两侧，小心将大单置于患者身下，分别抓紧靠近患者肩、腰背、髋部、大腿等处的大单，将患者拉至近侧，拉起床挡	8	护士站位不正确扣2分，护士手法不正确扣4分，未拉起床挡扣2分	
	2)安置体位：远侧护士绕至对侧，将患者近侧手臂置于头侧，远侧手臂置于胸前，两膝间放一软枕	6	远侧护士未绕至对侧扣2分，未摆放患者手臂或摆放不当扣2分，未放软枕扣2分	
	3)协助侧卧：护士双脚前后分开，两人双手分别抓紧患者肩、腰背、髋部、大腿等处的远侧大单，由其中一名护士发口令，两人动作一致地将患者整个身体以圆滚轴式翻转至侧卧	10	一位护士手法不正确扣3分，两位护士手法均不正确扣6分，动作不一致扣4分	
	(2)三人法： 1)移动患者：由三名护士完成。第一名护士固定患者头部，纵轴向上略加牵引，使头、颈部随躯干一起慢慢移动；第二名护士双手分别置于患者肩、背部；第三名护士双手分别置于患者腰部、臀部，使其头、颈、腰、髋保持在同一水平线上，移至近侧	18	一位护士手法不正确扣5分，三位护士手法均不正确扣15分，患者身体未在同一水平线上扣3分	
	2)转向侧卧：将患者翻转至侧卧位，翻转角度不超过60°	6	未翻转至侧卧位扣4分，翻转角度超过60°扣2分	
	6. 操作后处理： (1)将软枕放于患者背部支撑身体，另一软枕置于两膝间，使患者安全舒适，必要时使用床挡 (2)检查并安置患者肢体各关节处于功能位置，各种管道保持通畅 (3)洗手 (4)记录：观察背部皮肤并进行护理，记录翻身时间及皮肤状况，做好交接班	12	未放置软枕扣2分 未检查安置患者关节功能位扣2分，未检查安置导管扣2分 未洗手扣2分 未观察、未记录各扣2分	
评价 (8分)	1. 举止端庄，操作规范、熟练 2. 患者床单位整齐，患者舒适 3. 用语规范，沟通自然到，体现人文关怀 4. 完成时间：5分钟	8	每项不合格扣1~2分 每超时1分钟扣1分	

续表

操作流程	操作步骤	分值	扣分项目	扣分
理论知识（3分）	为脊椎受损或脊椎手术后患者变换卧位的注意事项	3	回答错误或不完整酌情扣1~3分	
合计		100	扣分	
			最终得分	

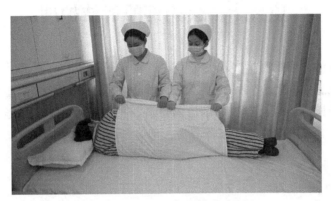

图 2-9-5 二人协助患者轴线翻身

【注意事项】

1. 遵守节力原则：翻身时，让患者尽量靠近护士，使重力线通过支撑面来保持平衡，缩短重力臂而省力。

2. 避免皮肤与脊柱的损伤：移动患者时动作应轻稳、协调一致，不可拖拉，以免擦伤皮肤；应将患者身体稍抬起再行翻身。

3. 注意保暖与安全：翻身时，应注意为患者保暖并防止坠床；翻身后，需用软枕垫好肢体，以维持舒适而安全的体位。

4. 合理安排翻身的频率：根据患者病情及皮肤受压情况，确定翻身间隔的时间。如发现皮肤发红或破损，应及时处理，酌情增加翻身次数，同时记录于翻身卡上，并做好交接班。

5. 保持各种管路的位置与通畅：若患者身上有各种导管或输液装置时，应先将导管安置妥当，翻身后仔细检查导管是否有脱落、移位、扭曲、受压，以保持导管通畅。

6. 为有特殊情况的患者更换卧位时应区别对待：为手术患者翻身前，应先检查伤口敷料是否潮湿或脱落，如已脱落或被分泌物浸湿，应先更换敷料并固定妥当后再行翻身，翻身后注意伤口不可受压；颈椎或颅骨牵引者，翻身时不可放松牵引，并使头、颈、躯干保持在同一水平位翻动，翻身后注意牵引方向、位置以及牵引力是否正确；颅脑手术者，应卧于健侧或平卧，避免头部转动过剧引起脑疝，导致患者突然死亡；石膏固定者，应注意翻身后患处位置及局部肢体的血运情况，防止受压。

【操作反思】

_____

_____

_____

项目十 会阴部的清洁护理

会阴部的清洁护理适用于大小便失禁、留置导尿和各种会阴部手术后等患者。对于泌尿生殖系统感染、大小便失禁、会阴部分泌物过多或尿液浓度过高导致皮肤刺激或破损、留置导尿、产后及会阴部术后的患者，护士应协助其进行会阴部清洁护理，包括清洁会阴及其周围皮肤，以保持清洁，增进舒适，预防生殖系统、泌尿系统的逆行感染。

【操作目的】

1. 保持会阴部清洁、舒适，预防和减少感染。

2. 为导尿术、留取中段尿标本和会阴部手术做准备。

3. 保持有伤口的会阴部清洁，促进伤口愈合。

> 情境导入：
>
> 患者，女，27岁，初产 39^{+4}，顺产一名男婴，会阴部侧切缝8针。现产后1天，身体虚弱，卧床，恶露为红色，量少，会阴切口红肿。医嘱：会阴部清洁护理，每日2次。护士需要完成以下任务。
>
> 任务目标：
>
> 1. 评估患者的会阴部情况并进行清洁护理，保持会阴部清洁和舒适。
>
> 2. 观察患者病情变化，采取护理措施解决患者问题。
>
> 任务实施：
>
> 1. 护士遵医嘱为患者准备会阴部护理用物，实施会阴部护理。
>
> 2. 操作时动作轻稳，注意遮挡，保护患者隐私。

【操作准备】

1. 物品准备：具体如下。

(1)治疗车上层：治疗盘内备一次性护理包(包含棉球若干、镊子、治疗巾、一次性无菌手套)，治疗盘外备中单、橡胶中单、毛巾、大浴巾、卫生纸、水壶(内盛温水，不超过40℃)、手消毒液。

(2)治疗车下层：便盆、便盆巾、生活垃圾桶、医疗垃圾桶。

(3)屏风或隔帘。

2. 环境准备：整洁，室温适宜，拉上窗帘或使用屏风遮挡。

3. 患者准备：了解会阴部护理的目的、方法和注意事项，并配合操作。

4. 护士准备：着装整洁，修剪指甲，洗手，戴口罩。

【操作流程及评分标准】

会阴部护理的操作流程及评分标准见表2-10-1。

表2-10-1 会阴部护理的操作流程及评分标准

操作流程	操作步骤	分值	扣分项目	扣分
素质要求 （5分）	1. 仪表大方，沉着稳健	1	紧张、不自然扣1分	
	2. 报告姓名、操作项目，语言流畅	2	未报告扣2分，报告不全扣1分	
	3. 衣帽整洁，着装符合要求，指甲已修剪	2	着装不整洁扣1分，未修剪指甲扣1分	
评估 （8分）	1. 用物：充分，能顺利完成操作	2	用物不全扣1~2分	
	2. 环境：安静、光线适宜，有遮挡，符合操作要求	1	环境不当扣1分	
	3. 患者：病情、意识状态、理解配合能力、会阴部清洁程度、皮肤黏膜情况，有无失禁、留置导尿管或禁忌证	3	未评估扣3分，评估不全扣1~3分	
	4. 护士：规范洗手，戴口罩	2	未洗手或洗手不规范扣1分，未戴口罩扣1分	
实施过程 （73分）	1. 核对解释： (1)携用物至患者床前，核对患者床号、姓名、腕带、住院号	3	未核对扣3分；核对项目不全，缺一项扣1分	
	(2)解释会阴部护理目的、过程和配合方法	3	未解释扣3分；解释不全，缺一项扣1分	
	2. 遮挡：关闭门窗，用屏风或隔帘遮挡	3	未关闭门窗扣1分，未遮挡扣2分	
	3. 将橡胶单和中单垫于患者臀下，协助患者脱对侧裤腿，盖在近侧腿上，并盖上浴巾，将对侧腿用盖被遮盖	3	未铺单扣3分，脱裤腿错误扣1分，未加盖浴巾或盖被扣1分	
	4. 协助患者取屈膝仰卧位，两腿外展	2	体位不正确扣2分	
	5. 脸盆内放温水，将脸盆和卫生纸放于床旁桌上，毛巾置于脸盆内	2	水温不当扣2分	

续表

操作流程	操作步骤	分值	扣分项目	扣分
实施过程 （73分）	6. 戴一次性手套	2	未戴手套扣2分	
	7. 擦洗会阴部： ▲男性 （1）清洗大腿内侧1/3：由外向内擦洗至阴囊边缘，先对侧后近侧	3	未擦洗扣3分，擦洗方法不对或只擦洗一侧扣3分	
	（2）擦洗阴茎头部：轻轻提起阴茎，手持纱布将包皮后推露出冠状沟，由尿道口向外环形擦洗阴茎头部；更换毛巾，反复擦洗，直至擦净	6	擦洗顺序或方法不对扣3分，动作过重扣2分，未更换毛巾扣1分	
	（3）擦洗阴茎体部：沿阴茎体由上向下擦洗，同时注意阴茎下皮肤	3	未擦洗扣3分，擦洗方法不对扣2分，擦洗不到位扣1分	
	（4）擦洗阴囊部：擦洗阴囊及阴囊下皮肤皱褶处，顺序为对侧—上方—近侧—下方	3	未擦洗扣3分，擦洗方法或顺序不对扣2分，污染扣1分	
	▲女性 （1）擦洗大腿内侧1/3：由外向内擦洗至大阴唇边缘	3	未擦洗扣3分，擦洗方法不对或只擦洗一侧扣2分，污染扣1分	
	（2）擦洗阴阜：由上到下，由对侧到近侧	2	未擦洗或擦洗污染扣2分	
	（3）擦洗阴唇部位：由上到下，由对侧到近侧	3	未擦洗扣3分，只擦洗一侧扣2分，污染扣1分	
	（4）擦洗尿道口和阴道口：分开阴唇，暴露尿道口和阴道口，由上到下从会阴部向肛门方向轻轻擦洗各个部位，彻底擦净阴唇、阴蒂及阴道口周围部分；每擦洗一处，应更换毛巾的不同部位	6	擦洗顺序不对或不彻底扣2~4分，每擦一处未更换毛巾部位扣1分，污染扣1分	
	（5）置便盆于患者臀下	2	未抬起患者臀部扣2分	
	（6）冲洗：用一手前臂手腕试温后，持装有温水的大量杯，一手持夹有棉球的大镊子，边冲水边擦洗会阴部。从会阴部冲洗至肛门部，冲洗后，将会阴部彻底擦干	8	未试水温扣2分，冲洗方法不对扣2分，未更换棉球扣2分，未擦干扣2分；未冲洗扣8分	
	（7）撤去便盆	1	未撤去扣1分	
	8. 擦洗肛周及肛门：协助患者取侧卧位，擦洗肛周及肛门部位	3	未安置卧位扣1分，擦洗不到位扣2分	

续表

操作流程	操作步骤	分值	扣分项目	扣分
实施过程 (73分)	9. 局部用药：大、小便失禁者，可在肛门和会阴部位涂凡士林或氧化锌软膏	2	未涂凡士林或氧化锌软膏扣2分	
	10. 操作后处理： (1)脱手套，撤除橡胶单和中单 (2)协助患者穿好衣裤，取舒适卧位，整理床单位 (4)整理用物 (5)洗手 (6)记录	10	未脱手套扣1分，未撤单扣1分 缺少一项扣1分 未整理扣1分 未洗手扣2分 未记录扣2分	
评价 (8分)	1. 擦拭顺序、方法正确，操作规范、熟练，动作轻稳 2. 患者会阴部清洁，患者舒适 3. 关心患者，保护患者隐私，减少暴露，注意保暖 4. 观察患者病情，和患者交流顺畅，患者舒适、满意 5. 时间：8分钟	8	每项不合格扣1~2分，顺序颠倒、操作不熟练扣1~2分 未给患者保暖或保护患者隐私扣2分 每超时1分钟扣1分	
理论知识 (6分)	会阴部护理的注意事项	6	回答错误或不完整酌情扣1~6分	
合计		100	扣分	
			最终得分	

【注意事项】

1. 会阴部擦洗时，每擦洗一处需变换毛巾部位；如用棉球擦洗，每擦洗一处应更换一个棉球。

2. 擦洗时动作轻稳，顺序清楚，从污染最小部位至污染最大部位清洁，避免交叉感染。

3. 操作时正确运用人体力学原则，注意节时省力。

4. 对于行会阴部或直肠手术的患者，应使用无菌棉球擦净手术部位及会阴部周围皮肤。

5. 操作中减少暴露，注意保暖，并保护患者隐私。

6. 擦洗溶液温度适中，减少刺激。

7. 留置导尿者，需做好留置导尿管的清洁与护理。

(1)清洁尿道口和尿管周围，擦洗顺序由尿道口向远端依次擦洗尿管的对侧、上方、近侧、下方。

（2）检查留置尿管及尿袋的开始使用日期。

（3）操作过程中，应将尿管置于患者腿下并妥善固定。

（4）操作后注意导尿管是否通畅，避免脱落或打结。

8. 女性患者月经期宜采用会阴冲洗。

9. 注意观察会阴部皮肤黏膜情况：有伤口者，需注意观察伤口有无红肿、分泌物的性状、伤口愈合情况；如发现异常，及时向医生汇报，并配合处理。

【操作反思】

_____

_____

_____

项目十一　协助进水

某些患者由于病情和自理能力受限，不愿意饮水或不能完全独立自行饮水，需要护士指导和协助进水，以满足患者饮水的需要。

【操作目的】

1. 能正确描述协助患者进水的方法、观察要点及注意事项。
2. 能规范协助患者进水。
3. 能细心、耐心和有责任心地协助患者进水。

情境导入：

患者，男，77岁，患高血压15年，因"脑出血"来院就诊。神志清楚，交流正常。左侧肢体功能尚可，右侧肢体活动不灵，右手功能差，常有抖动，卧床为主，可坐轮椅活动。目前以喂食为主，饮水偶有呛咳，且患者由于担心饮水后尿多，常常不愿意喝水。护士需要完成以下任务。

任务目标：

1. 使患者理解并愿意配合进水。

2. 协助患者进水，满足其对水分的需求，进水过程顺利，不出现洒漏、呛咳等现象。

任务实施：

护士遵医嘱为患者准备用物，协助患者进水。

【操作准备】

1. 用物准备：流动水洗手设施、清洁剂、干手设施，必要时备护手液或直接干手消毒剂。

(1)治疗车上层：治疗盘内放水杯1个(盛装1/2~2/3满的温开水，触及杯壁时温热不烫手)、汤匙1个、吸管1个、小毛巾1块，治疗盘外放记录本、笔。

(2)治疗车下层：生活垃圾桶、医疗垃圾桶。

(3)其他：轮椅、软枕或靠垫4个，过床桌备用。

2. 环境准备：环境清洁，空气清新无异味，光线明亮，温、湿度适宜。

3. 患者准备：明确进水目的，了解操作过程及注意事项，积极配合操作。协助患者洗净双手。

4. 护士准备：着装整洁，修剪指甲，洗手，戴口罩。

【操作流程及评分标准】

协助进水的操作流程及评分标准见表2-11-1。

表2-11-1 协助进水的操作流程及评分标准

操作流程	操作步骤	分值	扣分项目	扣分
素质要求 (5分)	1. 仪表大方，沉着稳健	1	紧张、不自然扣1分	
	2. 报告姓名、操作项目，语言流畅	2	未报告扣2分	
	3. 衣帽整洁，着装符合要求，指甲已修剪	2	着装不整洁扣1分，未修剪指甲扣1分	
评估 (10分)	1. 用物：准备齐全，能顺利完成操作	3	用物不全扣1~3分	
	2. 环境：室内清洁，空气清新，光线明亮，温、湿度适宜，符合操作要求	1	环境不当扣1分	
	3. 患者：病情、吞咽反射情况、意识状态、心理状态及配合程度，有无其他禁忌证；提醒患者饮水，并询问有无特殊要求	4	未评估扣3分，评估不全扣1~3分，未提醒或询问扣1分	
	4. 护士：洗手，戴口罩	2	未洗手或洗手不规范扣1分，未戴口罩扣1分	
实施过程 (73分)	1. 核对解释： (1)携用物至患者床前，核对患者床号、姓名、腕带、住院号 (2)向患者解释操作的目的、进水时需要配合的动作，解除患者进水顾虑，以取得配合	8	未核对扣4分；核对项目不全，缺一项扣1分 未解释扣4分，解释不全扣1~4分	
	2. 摆放体位，垫毛巾： (1)摆放体位：根据患者的自理程度及病情协助其取安全、舒适、可操作体位(如轮椅坐位、床上坐位、半卧位等)，面部侧向护士	15	体位不当扣3分，头未偏向一侧扣2分，未制动扣2分，未保证体位稳定扣2分，未系安全带扣2分，未拉床挡扣2分	

续表

操作流程	操作步骤	分值	扣分项目	扣分
实施过程 （73分）	1）轮椅坐位（适用于下肢功能障碍或行走无力患者）：使轮椅与床呈30°夹角，制动轮子，抬起脚踏板。叮嘱患者双手环抱护士脖颈。护士双手环抱患者的腰部或腋下，协助患者坐起，使其双腿垂于床下，双脚踏稳地面；再用膝部抵住患者的膝部，挺身带动患者站立并旋转身体，使患者坐在轮椅中间，后背贴紧椅背，将轮椅上的安全带系在患者腰间 2）床上坐位（适用于下肢功能障碍或行走无力患者）：拉床挡，按上述环抱方法协助患者在床上坐起，将靠垫或软枕垫于患者后背及膝下，保证坐位稳定舒适，床上放置餐桌 3）半卧位（适用于完全不能自理患者）：拉床挡，将床头摇高30°~45°，并在身体两侧及膝下垫软枕，以保证体位稳定；使用普通床具时，可使用棉被或靠垫支撑患者背部，使其上身抬起 （2）垫毛巾：将小毛巾围在患者颌下		未垫毛巾扣2分	
	3. 测试水温： （1）洗手 （2）用前臂测试水温，防止发生烫伤 （3）观察患者吞咽反射情况：先用汤匙喂一勺水，观察患者吞咽反射情况	10	未洗手或洗手不规范扣2分 未测试水温扣5分 未观察吞咽反射情况扣3分	
	4. 协助饮水： （1）能够自行饮水者：鼓励患者手持水杯或借助吸管饮水，指导患者身体坐直并稍向前倾，小口饮用，以免呛咳。若出现呛咳，应稍事休息再饮用 （2）不能自理者：喂水时可借助吸管饮水；使用汤匙喂水时，水盛汤匙的1/2~2/3为宜，见患者下咽后再喂下一口，不宜太急	20	未使用合适的饮水工具扣3分，未协助患者保持舒适体位扣3分，未指导患者小口饮水扣3分，患者出现呛咳扣4分 协助饮水过快扣2~4分，汤匙盛水过多或过少扣1~3分	

续表

操作流程	操作步骤	分值	扣分项目	扣分
实施过程 (73分)	5. 操作后处理： (1)饮水后，用毛巾擦干水渍，叮嘱患者进水后不能立即平卧，保持体位30分钟后再卧床休息；整理床单位 (2)分类清理用物(用流动的水洗杯子，必要时消毒) (3)洗手，记录(饮水时间、次数、种类和量)	20	未擦干水渍扣2分，未叮嘱患者保持体位扣5分，未协助患者卧位舒适扣5分，未整理床单位扣2分 未分类清理用物扣2分 未洗手扣2分，未记录或记录不正确扣2分	
评价 (6分)	1. 操作轻稳、规范、熟练，程序正确，操作中注重对患者的人文关怀	5	程序有误扣1分，动作不轻稳扣1分，操作不熟练扣1分，保护措施不当扣1分，关心患者不够扣1分	
	2. 完成时间：10分钟(从报告操作开始至洗手记录结束)	1	每超时1分钟扣1分	
理论知识 (6分)	1. 正常成年人每日饮水总量、温度、速度及时间	3	回答错误扣6分；回答不完整，每项扣1~3分	
	2. 饮水过程中异常情况的识别及处理	3		
合计		100	扣分	
			最终得分	

【注意事项】

1. 成年人每日饮水量为2000~3000mL，进水温度以温热不烫嘴为宜，不宜过凉或过热。

2. 应根据患者自身情况指导其日间摄取足够的水分，晚上7时后应控制饮水，少饮用咖啡或茶水，以免因夜尿增多而影响患者睡眠。

3. 应将开水晾温后再递交到患者手中或进行喂水，防止发生烫伤。

4. 对于不能自理的患者，每日应分次定时喂水。

5. 老年人饮水过程宜慢，且饮水后不能立即平卧，防止因反流而发生呛咳、误吸。

6. 饮水过程中应注意观察患者有无呛咳现象发生。如有，应立即停止饮水，休息片刻后再继续。当误吸同时伴有呼吸困难、面色苍白或发绀等情况时，应立即停止，并及时报告医生。

【操作反思】

项目十二　进食帮助

　　某些患者由于病情和自理能力受限，不能完全独立自行摄入食物，需要护士帮助进食，以满足患者饮食和营养需要，促进患者疾病康复和生理功能恢复。

【操作目的】

1. 能正确评估患者的营养状况，为患者进行饮食护理。
2. 能正确描述协助患者进食的方法及注意事项。
3. 掌握患者吞咽困难、进食呛咳的观察要点。
4. 能规范协助患者进食。
5. 能细心、耐心和有责任心地协助患者进食。

> **情境导入：**
> 　　患者，女，70岁，患2型糖尿病20余年。目前神志清楚，交流正常，但近期出现视物模糊，无法独立进食。既往进食时，患者有过呛咳和被食物烫到的情况，因此患者进食时会出现紧张、害怕等情绪。护士需要完成以下任务。
> **任务目标：**
> 　　1. 缓解患者紧张、害怕的情绪，使其理解并愿意配合进食。
> 　　2. 帮助患者进食，使其进食过程顺利，不出现烫伤、呛咳、噎食等现象。
> **任务实施：**
> 　　护士遵医嘱为患者准备用物，细心、耐心地帮助患者进食。

【操作准备】

1. 用物准备：流动水洗手设施、清洁剂、干手设施，必要时备护手液或直接干手消毒剂。

　　(1) 治疗车上层：治疗盘内放餐碗1个(内盛食物)、水杯1个(盛装1/2~2/3满的温开水，触及杯壁时温热不烫手)、汤匙1个、大毛巾1块、小毛巾1块，治疗盘外放围裙、记录本、笔。

　　(2) 治疗车下层：生活垃圾桶、医疗垃圾桶。

(3)其他：检查食物种类、软硬度、温度是否适宜，软枕或靠垫4个、轮椅、床上支架（或过床桌）备用。

2. 环境准备：环境清洁，空气清新、无异味，光线明亮，温、湿度适宜，适合进餐。

3. 患者准备：明确进食目的，了解操作过程及注意事项，积极配合操作；护士根据需要协助患者排便，并协助患者洗净双手。

4. 护士准备：着装整洁，修剪指甲，洗手，戴口罩。

【操作流程及评分标准】

进食帮助的操作流程及评分标准见表2-12-1。

表2-12-1 进食帮助的操作流程及评分标准

操作流程	操作步骤	分值	扣分项目	扣分
素质要求 （5分）	1. 仪表大方，沉着稳健	1	紧张、不自然扣1分	
	2. 报告姓名、操作项目，语言流畅	2	未报告扣2分	
	3. 衣帽整洁，着装符合要求，指甲已修剪	2	着装不整洁扣1分，未修剪指甲扣1分	
评估 （10分）	1. 用物：准备齐全，能顺利完成操作	3	用物不全扣1~3分	
	2. 环境：室内清洁，空气清新，光线明亮，温、湿度适宜，符合进食操作要求	1	环境不当扣1分	
	3. 患者：病情、吞咽反射情况、意识状态、心理状态及配合程度，有无其他禁忌证；说明进食时间、本次进餐食物，并询问有无特殊要求	4	未评估扣2分，评估不全扣1~2分，未说明或未询问扣2分	
	4. 护士：洗手，戴口罩	2	未洗手或洗手不规范扣1分，未戴口罩扣1分	
实施过程 （73分）	1. 核对解释： (1) 携用物至患者床前，核对患者床号、姓名、腕带、住院号 (2) 向患者解释操作的目的，进食时需要配合的动作，解除患者进食顾虑，取得患者配合	7	未核对扣4分；核对项目不全，缺一项扣1分 未解释扣3分，解释不全扣1~3分	
	2. 摆放体位、餐桌，垫毛巾： (1) 摆放体位：根据患者的自理程度及病情采取适宜的进食体位（口述如轮椅坐位、床上坐位、半卧位、侧卧位等）	14	未口述酌情给予体位扣2分，体位不当扣2分	

续表

操作流程	操作步骤	分值	扣分项目	扣分
实施过程 (73分)	1)轮椅坐位(适用于下肢功能障碍或行走无力患者):使轮椅与床呈30°夹角,固定轮子,抬起脚踏板。叮嘱患者双手环抱护士脖颈。护士双手环抱患者的腰部或腋下,协助患者坐起,使其双腿垂于床下,双脚踏稳地面;再用膝部抵住患者的膝部,挺身带动患者站立并旋转身体,使患者坐在轮椅中间,后背贴紧椅背,将轮椅上的安全带系在患者腰间 2)床上坐位(适用于下肢功能障碍或行走无力患者):拉床挡,将床头摇高60°,将靠垫或软枕垫于患者后背及膝下,保证坐位稳定舒适,床上放置餐桌;使用普通床具时,叮嘱患者双手环抱护士脖颈。护士双手环抱患者的腰部或腋下,协助患者坐起 3)半卧位(适用于完全不能自理患者):拉床挡,将床头摇高30°~45°,在身体两侧及膝下垫软枕,以保证体位稳定;使用普通床具时,可使用棉被或靠垫支撑患者背部,使其上身抬起 4)侧卧位(适用于完全不能自理患者):拉床挡,将床头摇高30°,护士双手分别扶住患者的肩部和髋部,使患者面向护士侧卧,肩背部垫软枕或靠垫,一般宜采用右侧卧位 (2)摆放过床桌或床旁餐桌 (3)垫毛巾:为患者戴上围裙,或将大毛巾围在患者颌下及胸前部位		轮椅未制动或未系安全带扣2分 未拉床挡扣2分,未保证体位稳定扣2分 未摆放餐桌扣2分 未戴围裙或未垫毛巾扣2分	
	3. 测试食物温度: (1)洗手 (2)摆放餐具:剔除食物中异物(剔除骨头、鱼刺等),将已准备好的食物盛进患者碗中,并摆放在餐桌上(口述) (3)测试食物温度:用前臂手腕内侧触及碗壁感受并估计食物温热程度,防止发生烫伤 (4)观察患者吞咽反射情况:用汤匙喂一勺食物,观察患者吞咽反射情况	12	未洗手或洗手不规范扣1分 未口述扣1分 未测试食物和水的温度各扣4分 未观察吞咽反射情况扣2分	

续表

操作流程	操作步骤	分值	扣分项目	扣分
实施过程 (73分)	4. 协助进食： (1)能够自行进食患者：鼓励患者自行进餐，指导患者身体坐直并稍向前倾，头稍向下垂，细嚼慢咽，不要边进食边说话，以免呛咳 (2)不能自理患者：使用汤匙喂食时，食物盛汤匙的1/3为宜，见患者完全咽下后再喂下一口，不宜太急 (3)视力障碍能自己进食患者：(口述操作方法)护士将盛装温热食物餐碗放入患者手中(确认食物位置)，再将汤匙递到患者手中，告知食物的内容，以增加进食兴趣，并叮嘱患者缓慢进食。若患者要求自己进食，可按照时钟平面放置食物，并告知方法、名称，以利于患者取用食物	20	未协助患者保持舒适体位扣3分，未指导患者缓慢进食扣2分，协助进食过快扣4分 汤匙盛食过多或过少扣3分，患者进食过快出现呛咳扣4分 未协助或未指导(或未口述)患者确认和取用食物的方法扣4分	
	5. 操作后处理： (1)督促和协助患者进餐后洗手、漱口，并用小毛巾擦干口角水和饭渍，叮嘱患者进餐后不能立即平卧，保持体位30分钟后再卧床休息，取舒适卧位 (2)撤去毛巾等用物，整理床单位 (3)分类清理用物(用流动的水清洁餐具，必要时消毒) (4)洗手，记录(进食时间、种类和量，是否出现吞咽困难、噎食、误吸、呛咳、呕吐等现象)	20	未协助餐后洗手、漱口各扣2分，未擦干水渍、饭渍扣2分，未叮嘱或保持体位扣3分，未协助患者卧位舒适扣3分 未整理床单位扣2分 未分类清理用物扣2分 未洗手扣2分，未记录或记录不正确扣2分	
评价 (6分)	1. 操作轻稳、规范、熟练，程序正确，操作中注重对患者的人文关怀	5	程序有误扣1分，动作不轻稳扣1分，操作不熟练扣1分，保护措施不当扣1分，指导患者不够扣1分	
	2. 完成时间：10分钟(从报告操作开始至洗手记录结束)	1	每超时1分钟扣1分	
理论知识 (6分)	1. 基本饮食、治疗饮食的种类	3	回答错误扣6分；回答不完整，每项扣1~3分	
	2. 吞咽困难、进食呛咳的观察要点及处理	3		
合计		100	扣分	
			最终得分	

【注意事项】

1. 食物温度应适宜：食物温度太高，会发生烫伤；温度太低，则会引起胃部不适。
2. 对于咀嚼或吞咽困难的老年人，可将食物打碎成糊状，再协助进食。
3. 老年人进食过程宜慢，且进食后不能立即平卧，防止因反流而发生呛咳、误吸。
4. 进食过程中应注意观察患者，如发生呛咳、噎食等现象，应立即急救处理并及时报告医生。

（1）恶心：若患者进食过程中出现恶心，可嘱患者暂停进食，鼓励其做深慢呼吸或张口呼吸。

（2）呕吐：若发生呕吐，应迅速协助患者将头偏向一侧，防止呕吐物进入气道；清除呕吐物，更换污染被服；协助患者漱口或给予口腔护理，以去除口腔异味；开窗通风，去除室内不良气味；让患者休息片刻后再询问患者是否继续进食，对不愿继续进食者，可将剩余食物保存，待其需要时再提供。同时，注意观察呕吐物性质和量，做好记录。

（3）呛咳：护士应叮嘱患者特别是儿童和老年患者，进食要细嚼慢咽，不可边进食边说话或走动；发生呛咳时，可轻拍患者背部。

（4）噎食：若出现严重呛咳、呼吸困难、面色青紫、表情惊惧、双手乱抓或抽搐，提示噎食，护士须争分夺秒清除患者口腔内积存食物；意识清楚的患者，鼓励其用力咳出或吐出食物，或置患者于侧卧位，头低45°，拍击其胸背部，协助吐出食物；若患者出现窒息状态，对意识清醒的患者，应立即采取膈下腹部冲击法（海姆立克手法）急救：成年意识清醒的患者可取立位、坐位，护士站在患者背后，双臂环抱患者腰部，一手握拳，使拇指掌关节突出点顶住患者腹部正中线脐上部位，另一只手的手掌压在拳头上，连续快速向内上方推压冲击6~10次。若无效，可几秒后重复1次；若患者意识不清，可置患者于侧卧位，护士骑跨于患者髋部或跪于患者背侧，以同样手法操作。同时，应通知医生，做好其他相应急救准备。

【操作反思】

_____

_____

_____

项目十三　鼻饲法

鼻饲法是将导管经鼻腔插入胃内，从管内输注流质食物、水和药物的方法。

【操作目的】

对不能自行经口进食的患者采用鼻饲管供给食物和药物，以维持患者营养和治疗的需要。

情境导入：

患者，女，48岁，因车祸致昏迷，左下肢骨折，伴恶心、呕吐3次，急诊入院。头颅CT示：左侧基底节区出血。遵医嘱给予脱水、健脑、止血等对症治疗，并予以吸氧、心电监护、冰帽、留置胃管。护士需要完成以下任务。

任务目标：

1. 能正确评估患者的营养状况，并为患者制订科学合理、个性化的饮食护理计划。
2. 正确为患者留置胃管，确保管饲饮食的安全，满足患者的营养需求。
3. 能正确描述鼻饲术的适应证、禁忌证、操作过程及要点。

任务实施：

1. 护士遵医嘱为患者准备用物，帮助患者进食。
2. 能正确、熟练地实施胃插管术，做到动作轻稳、步骤有序、过程完整，确保患者安全。
3. 具有严谨求实的工作态度，关心、尊重和爱护患者。

【操作准备】

1. 用物准备：流动水洗手设施、清洁剂、干手设施，必要时备护手液或直接干手消毒剂。

(1) 治疗车上层：一次性使用胃管包（内含胃管、弯盘、镊子、压舌板、治疗巾、纱布2块、手套、50mL注射器、液体石蜡棉球包）（图2-13-1）、治疗盘（内备治疗碗2个，分别盛温度38~40℃的鼻饲流食250~400mL和温开水）、棉签、止血钳、听诊器、胶布、安全别针、水温计、手电筒、弯盘、漱口杯（内盛温开水）、拔管盘（内备松节油、75%乙醇、棉签、纱布、弯盘、治疗巾、无菌手套）、餐巾纸。

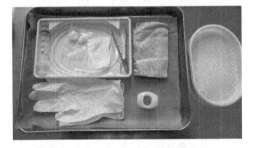

图2-13-1 一次性使用胃管包

(2) 治疗车下层：生活垃圾桶、医疗垃圾桶。

2. 环境准备：环境清洁，空气清新，无异味，光线明亮，温、湿度适宜，无人员走动。

3. 患者准备：了解鼻饲的相关知识，包括插管的目的、操作中的配合方法及注意事项等；有活动义齿和戴眼镜者，应将之取下，并妥善保管。

4. 护士准备：着装整洁，修剪指甲，洗手，戴口罩。

【操作流程及评分标准】

鼻饲法的操作流程及评分标准见表2-13-1。

表 2-13-1 鼻饲法的操作流程及评分标准

操作流程	操作步骤	分值	扣分项目	扣分
素质要求 (5分)	1. 仪表大方，沉着稳健	1	紧张、不自然扣1分	
	2. 报告姓名、操作项目，语言流畅	2	未报告扣2分	
	3. 衣帽整洁，着装符合要求，指甲已修剪	2	着装不整洁扣1分，未修剪指甲扣1分	
评估 (10分)	1. 用物：准备齐全，能顺利完成操作	3	用物不全扣1~3分	
	2. 环境：室内清洁，空气清新，光线明亮，温、湿度适宜，符合操作要求	1	环境不当扣1分	
	3. 患者：患者的意识、病情、心理状态与合作程度，以及鼻腔是否通畅，鼻腔黏膜情况是否完好、无破损	4	未评估扣4分，评估不全扣1~4分	
	4. 护士：规范洗手，戴口罩	2	未洗手或洗手不规范扣1分，未戴口罩扣1分	
实施过程 (73分)	1. 核对解释： (1)携用物至患者床前，核对患者床号、姓名、腕带、住院号 (2)向患者解释操作的目的，消除患者顾虑和不安全感，取得患者配合	7	未核对扣4分；核对项目不全，缺一项扣1分 未解释扣3分，解释不全扣1~3分	
	2. 摆放体位，铺治疗巾： (1)取下眼镜及活动义齿等，并妥善放置 (2)摆放体位：根据病情协助患者采取半坐卧位或坐位，病情较重者采取右侧卧位，昏迷患者取去枕平卧位，头向后仰 (3)铺治疗巾：将治疗巾铺在患者颌下、弯盘放在口角旁，将餐巾纸放于方便取用处	6	未取下眼镜及活动义齿扣2分 体位不当扣2分 未垫治疗巾扣1分，未放弯盘扣1分	
	3. 准备插管： (1)清洁鼻腔：观察鼻腔情况，选择通畅一侧，用湿棉签清洁鼻腔，准备好胶布，戴无菌手套 (2)测量长度，并做标记：自前额发际至剑突的距离(图2-13-2)；或自鼻尖经耳垂至剑突的距离，一般成人插入长度为45~55cm (3)润滑胃管：用石蜡油棉球润滑胃管的前端，用止血钳夹闭胃管末端	8	未检查、清洁鼻腔扣1分，未准备胶布扣1分，未戴无菌手套或操作不当扣2分 未测量胃管长度或测量不准确扣2分(或口述错误) 未润滑胃管扣1分，未夹闭胃管末端扣1分	

续表

操作流程	操作步骤	分值	扣分项目	扣分
实施过程（73分）	4. 插胃管： (1) 左手持纱布托住胃管，右手持镊子夹住胃管前端，沿选定鼻孔先稍向上平行，再向后下缓缓插入 (2) 插入至 10～15cm（咽喉部）时，嘱患者做吞咽动作，同时顺势将胃管轻轻插入至预定长度；如遇阻力，可查看口腔，了解胃管是否盘曲在口腔内，可将胃管抽回一小段，再小心插入 (3) 如果患者出现剧烈恶心、呕吐，可暂停插入，嘱其深呼吸或张口呼吸；出现呛咳、发绀、呼吸困难，表示误入气管，应立即拔出，休息片刻后重新插入 (4) 为昏迷患者插管（口述）：插管前先协助患者去枕、头向后仰，当胃管插入约15cm时，左手将患者头部托起，使下颌靠近胸骨柄，将胃管沿后壁滑行缓缓插入至预定长度 (5) 验证胃管是否在胃内：用注射器抽吸见胃内容物；向胃管内注入 10mL 空气，用听诊器在左上腹部听到气过水声；将胃管末端置于盛水的治疗碗内，无气泡逸出（图 2-13-3） (6) 固定胃管：用胶布将胃管固定在鼻翼及面颊部，脱去手套	16	插管方法不正确扣3分 插管深度不正确或未嘱患者先做吞咽动作扣2分 未正确处理插管过程中出现的异常情况扣2分 插管方法不当（或口述不当）扣2分 未判断胃管位置或判断不正确扣5分 未固定胃管扣2分	
	5. 鼻饲： (1) 接注射器于胃管末端，先回抽，见有胃内容物抽出，再注入 20mL 温开水（于手前臂内侧试水温） (2) 遵医嘱缓慢灌入鼻饲液或药物，推注速度不能快于 30mL/min，一次鼻饲总量不超过 400mL，时间间隔不小于 2 小时，每日 4～6 次；每次用注射器抽吸鼻饲液时应反折胃管末端，灌注前应排尽注射器内空气	20	未检查胃管是否在胃内扣4分，喂食前后未冲管扣2分 注入鼻饲液的速度、温度、量、每日次数不正确扣4分，抽吸鼻饲液时未反折胃管末端、灌注前未排尽注射器内空气扣2分	

续表

操作流程	操作步骤	分值	扣分项目	扣分
实施过程 (73分)	(3)鼻饲毕，应再次注入20mL温开水，边推边提高胃管位置，将胃管末端反折，关闭胃管末端管盖并用纱布包好，用橡皮筋扎紧或用夹子夹紧，贴胃管标识，用别针将之固定于大单、枕旁或患者衣领处 (4)整理用物：清洁患者口、鼻、面部，撤去治疗巾，整理床单位，嘱患者维持原卧位30分钟，冲洗注射器，放于治疗盘内，用纱布盖好备用 (5)洗手，记录(插管时间、患者反应、胃潴留情况、鼻饲液种类及量)		胃管包扎、固定不妥当扣2分，未贴标识扣1分 未清洁患者口鼻、面部扣1分，未分类清理用物扣1分，未保持体位扣1分 未洗手扣1分，未记录或记录不正确扣1分	
	6. 拔管： (1)核对解释：携用物至床旁，辨识患者并做好解释，铺治疗巾于患者颌下，将弯盘置于患者口角边，夹紧胃管末端，置于弯盘内，揭去胶布 (2)拔出胃管：戴手套，用纱布包裹近鼻孔处胃管，嘱患者深呼吸，在患者呼气时拔管，边拔边用纱布擦拭胃管，到咽喉处快速拔出，并放置在弯盘中，移出患者视线 (3)清洁整理：清洁患者口、鼻、面部，擦去胶布痕迹(先用松节油擦去胶布痕迹，再用乙醇擦去松节油)，协助患者漱口；脱去手套，协助患者取舒适卧位，整理床单位，分类清理用物 (4)洗手，记录(拔管时间、患者反应)	16	未核对患者扣1分，未评估、解释扣1分，未铺治疗巾1分，未夹紧胃管扣1分 未戴手套扣1分，拔管方法不正确扣5分 未清洁面部、漱口扣1分，未协助患者卧位舒适扣1分，未整理床单位扣1分，未分类清理用物扣1分 未洗手扣1分，未记录或记录不正确扣1分	
评价 (6分)	1. 操作轻稳、规范、熟练，程序正确，操作中注重对患者的人文关怀	5	程序有误扣1分，动作不轻稳扣1分，操作不熟练扣1分，保护措施不当扣1分，指导患者不够扣1分	
	2. 完成时间：20分钟(从报告操作开始至拔管结束)	1	每超时1分钟扣1分	
理论知识 (6分)	1. 鼻饲法的适应证和禁忌证	3	回答错误扣6分；回答不完整，每项扣1~3分	
	2. 确认胃管是否在胃内的3种方法	3		
合计		100	扣分	
			最终得分	

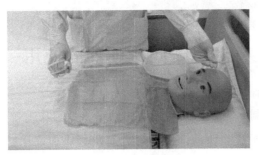

图 2-13-2 测量鼻饲管长度

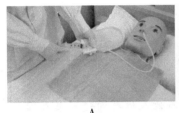 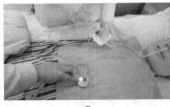 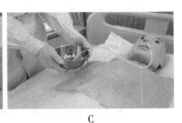

A　　　　　　　　　　B　　　　　　　　　　C

图 2-13-3 验证胃管在胃内的方法

【注意事项】

1. 插管动作要轻柔,注意食管的解剖特点,在通过食管三个狭窄处(环状软骨水平处、平气管分叉处、食管通过膈肌处)时要特别小心,避免损伤食管黏膜。

2. 每次灌食前应证实胃管在胃内,检查胃管是否通畅,先注入少量温开水冲管后再进行喂食,鼻饲完毕后再次注入少量温开水,防止鼻饲液残留而致凝结、变质。灌食过程中避免注入空气而致患者腹胀。

3. 灌注的鼻饲液温度应在 38~40℃,避免过冷或过热;每次鼻饲量不超过 400mL,每日 4~6 次,间隔时间不大于 2 小时;果汁与奶液分别灌注,防止产生凝块;药片应研碎溶解后再注入。

4. 长期鼻饲者,应每天进行 2 次口腔护理,每日用油膏涂拭鼻腔黏膜,并定期更换胃管,普通胃管每周更换 1 次,硅胶胃管每月更换 1 次,于晚间末次灌食后拔出,次日晨再从另一侧鼻孔插入。

5. 食管、胃底静脉曲张、食管癌、食管梗阻的患者禁忌鼻饲。

6. 鼻饲适用于不能经口进食者,如昏迷、口腔疾患、口腔手术后、有吞咽和咀嚼困难的患者;不能张口的患者,如破伤风患者;早产儿及病情危重的患者;拒绝进食的患者。

【操作反思】

项目十四　便器的使用

当患者因疾病限制无法如厕或自理能力缺陷，需要床上排便时，护士需要指导患者正确使用便器，给予适当协助，帮助患者解决大小便需求，促进患者舒适和安全。常用便器包括便盆、尿壶。

【操作目的】

为卧床患者提供便器，满足其基本生理需求。

> **情境导入：**
>
> 患者，男，73岁，意识清醒，能控制大小便，能与他人进行沟通。患者因不能下床，需要护士帮助其在床上使用便器进行大小便。护士需要完成以下任务。
>
> 任务目标：
> 1. 帮助患者在床上使用便器，解决大小便需求，促进患者舒适。
> 2. 避免在使用便器时出现皮肤受伤、受凉、尿液飞溅等现象。
>
> 任务实施：
> 护士协助患者在床上使用便器大小便。注意保护患者隐私，避免污染被单。

【操作准备】

1. 用物准备：具体如下。

（1）治疗车上层：橡胶布、中单（或一次性护理垫）、卫生纸、手消毒液，必要时备温水、脸盆、毛巾。

（2）治疗车下层：便盆（加温后或加垫子）、便盆巾、生活垃圾桶和医疗垃圾桶。

（3）屏风或隔帘。

2. 环境准备：清洁、安静、安全，关闭门窗。
3. 患者准备：明确操作目的，了解操作过程，能积极配合操作。
4. 护士准备：着装整洁，双手指甲已修剪，洗手，戴口罩。

【操作流程及评分标准】

便盆使用法操作的流程及评分标准见表2-14-1。

表 2-14-1 便盆使用法操作的流程及评分标准

操作流程	操作步骤	分值	扣分项目	扣分
素质要求（5分）	1. 仪表大方，沉着稳健	1	紧张、不自然扣1分	
	2. 报告姓名、操作项目，语言流畅	2	未报告或语言不流畅扣1~2分	
	3. 衣帽整洁，着装符合要求，指甲已修剪	2	着装不整扣1分，未修剪指甲扣1分	
评估（8分）	1. 用物：齐全，便器完好	2	用物不全或便器表面有破损、裂痕扣1~2分	
	2. 环境：安静、整洁，光线、室温适宜	2	环境不当扣1~2分	
	3. 患者：病情、意识、自理能力、合作程度、会阴部皮肤情况	2	未评估患者或评估不全扣1~2分	
	4. 护士：洗手，戴口罩	2	未洗手扣1分，未戴口罩扣1分 以上各项均未评估扣8分	
实施过程（78分）	1. 核对、解释，协助平卧：关闭门窗，必要时用屏风遮挡；轻轻掀开下身盖被，放于患者的对侧，协助患者取仰卧位	8	未核对、解释扣1~3分，未关门窗扣1分，未拉屏风扣2分，未取合适体位扣2分	
	2. 铺单（或护理垫）：将橡胶单和中单（或一次性护理垫）垫于患者臀下	3	未铺单或护理垫扣1~3分	
	3. 脱裤：嘱患者脱裤子至膝部，将患者两腿屈膝（肢体活动障碍者用软枕垫于膝下，口述）	5	未脱裤至膝部扣2分，未嘱患者两腿屈膝扣2分，未口述扣1分	
	4. 放置便盆： (1) 将便盆加温或使用护垫 (2) 能配合的患者：嘱其双脚向下蹬床，抬起背部和臀部，护士一手协助患者托起其腰骶部，一手将便盆置于臀下（开口向足部） (3) 不能配合的患者：先协助患者取侧卧位，腰部放软枕，一手放置便盆于患者臀部并紧按便盆，另一手协助患者恢复平卧位，检查患者是否坐于便盆中央	15	便盆破损扣2分，便盆未加温或用护垫扣2分 未协助托起患者腰骶部扣2分，便盆放置方向错误扣3分 未调整卧位扣2分，放置便盆方法不当扣3分，未检查位置扣1分	
	5. 保护患者，防尿液飞溅：为女患者阴部盖上卫生纸（男患者放上尿壶，膝盖并拢），盖上毛巾被	6	未放卫生纸或尿壶扣3分，未保暖扣3分	

续表

操作流程	操作步骤	分值	扣分项目	扣分
实施过程 (78分)	6. 保护患者隐私和安全：询问患者意愿，酌情在床旁协助，如不需要，将手纸、呼叫器放在患者手边，暂离病室等待呼唤	6	未询问需要扣3分，未向患者交代扣3分	
	7. 擦净肛门：排便完毕，协助患者从前至后擦净肛门。污物较多者，反复擦2或3次	4	擦拭方法错误扣2分，擦拭不彻底扣2分	
	8. 取出便盆：嘱患者双腿用力，将臀部抬起，一手抬起患者腰骶部，一手取出便盆，盖便盆巾；臀部不能抬起的患者，可一手扶住便盆，一手帮助患者侧卧，取出便盆	15	未抬高臀部扣5分，取出便盆方法错误扣5分，取便盆未注意避免损伤皮肤扣5分	
	9. 清洗：用手腕试温后，协助患者用温水清洗肛门并擦干，协助患者穿好裤子	6	未试温扣1分，未清洗扣2分，未擦干扣1分，未协助整理衣裤扣2分	
	10. 操作后处理： (1) 协助患者洗手，取舒适卧位 (2) 整理床单位，撤去屏风 (3) 开窗通风 (4) 倒掉排泄物，必要时留取标本送检；及时清洗并消毒便盆 (5) 洗手，记录（执行时间，排泄物的量、颜色和性状）	10	缺失一项扣2分	
评价 (6分)	1. 遵循标准预防、消毒隔离、安全的原则	2	未遵循原则扣1~2分	
	2. 患者/家属知晓注意事项	2	解释不全扣1~2分	
	3. 患者皮肤及床铺清洁，无皮肤擦伤	2	皮肤及床单污染或皮肤有擦伤扣1~2分	
理论知识 (3分)	协助患者使用便器的注意事项	3	回答错误或不完整扣1~3分	
合计		100	扣分	
			最终得分	

【注意事项】

1. 使用便盆前应检查便盆是否洁净、完好。

2. 协助患者排便、排尿时，应避免长时间暴露患者身体，导致患者受凉。

3. 便盆、尿壶应及时倾倒并清洁消毒，避免污渍附着。

4. 放置便盆时不可硬塞，以免损伤患者皮肤。

5. 尿壶的使用方法：男女有别。

（1）男性患者：协助其取侧卧位，嘱患者将阴茎插入尿壶的接尿口，用手握住壶把固定。对于阴茎不能自主插入者，护士应戴一次性手套将其插入。

（2）女性患者：取仰卧位，屈膝、双脚稍微分开，护士单手拿尿壶，将尿壶的开口边缘紧贴阴部，使尿壶稳定支撑在床上；为防止尿液飞溅，可在会阴上部盖上卫生纸。

【操作反思】

项目十五　如厕帮助

如厕帮助是指为生活不能自理或行动不便的患者、老年人提供的辅助或替代性措施，以便帮助他们完成如厕的过程。

【操作目的】

帮助患者如厌，满足其基本生理需求。

> **情境导入：**
>
> 　　患者，男，72岁，轻度失智，能自行走路，但大小便失控，患者有尿裤现象，护士定期引导患者如厕。现在患者餐后需在卫生间如厕，护士需要完成以下任务。
>
> 　　**任务目标：**
>
> 　　1. 帮助患者如厕，使大小便需求得到解决。
>
> 　　2. 如厕时不能出现滑倒、受凉等现象。
>
> 　　3. 患者尿裤现象明显减少，自身卫生情况得到改善。
>
> 　　**任务实施：**
>
> 　　护士帮助患者在卫生间如厕。

【操作准备】

1. 用物准备：卫生间坐便器或床旁坐便椅、卫生纸、手消毒液。

2. 环境准备：独立、隐蔽、清洁、安静、安全。
3. 患者准备：明确操作目的，了解操作过程，积极配合操作。
4. 护士准备：着装整洁，双手指甲已修剪，洗手，戴口罩。

【操作流程及评分标准】

如厕帮助的操作流程及评分标准见表 2-15-1。

表 2-15-1 如厕帮助的操作流程及评分标准

操作流程	操作步骤	分值	扣分项目	扣分
素质要求（5分）	1. 仪表大方，沉着稳健	1	紧张、不自然扣1分	
	2. 报告姓名、操作项目，语言流畅	2	未报告扣2分，报告不全、不流畅扣1~2分	
	3. 衣帽整洁，着装符合要求，指甲已修剪	2	着装不整扣1分，未修剪指甲扣1分	
评估（8分）	1. 用物：齐全，卫生间坐便器或床旁坐便椅完好，备卫生纸	2	用物不完善扣1~2分	
	2. 环境：清洁、安静、隐蔽、地面无水渍	2	环境不当扣1~2分	
	3. 患者：身体状况、行走能力	2	未评估或评估不全扣1~2分	
	4. 护士：洗手，戴口罩	2	未洗手扣1分，未戴口罩扣1分 以上各项均未评估扣8分，少评估一项扣2分	
实施过程（78分）	1. 协助进卫生间： （1）能行走的患者：穿防滑鞋，由护士搀扶（或自己行走）进卫生间，交代患者如有不适按呼叫铃；注意保护隐私，关厕所门但不插门 （2）不能行走或行走能力差的患者：护士拉上隔帘，协助患者从床上缓慢坐起，下床后，在床旁使用坐便椅如厕	17	未保证安全扣4分，未保护隐私扣2~4分，未协助患者扣3分，未交代扣3分 协助坐起动作过快扣3分	
	2. 脱裤：护士以上身抵住患者，一手扶患者的腋下（或腰部），另一手协助患者（或患者自己）脱下裤子	10	协助方法不当扣4分，脱裤方法不当扣4分，未注意保护患者扣2分	
	3. 如厕：护士以双手扶患者腋下，协助患者缓慢坐在便器上，嘱患者坐稳并手扶于身旁支物（扶手、栏杆、凳子、墙壁等）如厕	20	协助方法错误扣5分，协助坐下动作过快扣5分，未检查患者坐稳扣5分，未嘱患者手扶支物扣5分	

续表

操作流程	操作步骤	分值	扣分项目	扣分
实施过程 (78分)	4. 擦净肛门：患者便后自己擦净肛门部或护士协助擦净；将卫生纸绕在手上，把手绕至臀后，从前至后擦肛门	15	未协助擦净肛门扣5分，擦拭方法错误扣5分，擦拭顺序错误扣5分	
	5. 穿裤：患者自己借助身旁扶托物支撑身体（或护士协助患者）缓慢起身，患者自己（或护士协助）穿好衣裤，搀扶患者回到病床上	10	未保证起身安全扣5分，未协助穿好衣裤扣5分	
	6. 如厕后处理： (1)护士开窗通风，倾倒污秽物，清洗坐便器或坐便椅 (2)协助患者洗手，护士洗手 (3)记录排泄物的性状、量、颜色	6	缺失一项扣2分	
评价 (6分)	1. 遵循标准预防、消毒隔离、安全的原则	2	缺失一项扣2分	
	2. 患者/家属知晓注意事项	2		
	3. 患者无跌倒等安全问题出现	2		
理论知识 (3分)	帮助患者如厕的注意事项	3	回答错误或不完整扣1~3分	
合计		100	扣分	
			最终得分	

【注意事项】

1. 卫生间应设有坐便器并安装扶手，以方便患者坐下和站起。

2. 卫生用品应放在患者伸手容易拿取的位置，并配有呼叫器。

3. 卫生间最好干湿分离，摆设简单，保持地面干燥、无水渍，以免患者滑倒；同时还应配有防滑垫，如厕的患者最好穿防滑底拖鞋。

4. 老年患者如厕时不插门，以便出现问题时可以及时发现和抢救。

5. 高血压患者若有便秘时，嘱患者排便时不可太用力，必要时可适当使用通便药物。

【操作反思】

项目十六　纸尿裤更换

纸尿裤是一种一次性使用的改进尿布，由吸水性材料制成，由于其可吸收并储存尿液，因此能保护皮肤免受尿液的刺激，保持局部皮肤的干爽和舒适。纸尿裤最初主要用于婴儿，目前也多用于排便失禁的成人尤其是老年人。纸尿裤的发明为患者提供了诸多方便，一般应选用吸水性、透气性、舒适度俱佳的高质量纸尿裤。

【操作目的】

为患者更换纸尿裤，保持皮肤清洁，预防压力性损伤等并发症。

> **情境导入：**
>
> 患者，女，73岁，失智老人，不能控制大小便且排便后不能自知。现患者需要更换纸尿裤。护士需要完成以下任务。
>
> **任务目标：**
>
> 1. 为患者更换纸尿裤。
> 2. 保持皮肤清洁、干燥，没有发生湿疹、压力性损伤等情况。
>
> **任务实施：**
>
> 护士为患者更换纸尿裤，动作轻稳，操作规范，患者清洁舒适。

【操作准备】

1. 用物准备：具体如下。

(1) 治疗车上层：一次性纸尿裤、卫生纸、一次性中单或治疗巾、水盆（盛温水）、毛巾、润肤品、手消毒液。

(2) 治疗车下层：生活垃圾桶、医疗垃圾桶。

(3) 屏风或隔帘。

2. 环境准备：独立、隐蔽、清洁、安静、安全。
3. 患者准备：明确操作目的，了解操作过程，积极配合操作。
4. 护士准备：着装整洁，双手指甲已修剪，洗手，戴口罩。

【操作流程及评分标准】

纸尿裤更换的操作流程及评分标准见表2-16-1。

表 2-16-1 纸尿裤更换的操作流程及评分标准

操作流程	操作步骤	分值	扣分项目	扣分
素质要求 （5分）	1. 仪表大方，沉着稳健	1	紧张、不自然扣1分	
	2. 报告姓名、操作项目，语言流畅	2	未报告或报告不流畅扣1~2分	
	3. 衣帽整洁，着装符合要求，指甲已修剪	2	着装不整扣1分，未修剪指甲扣1分	
评估 （8分）	1. 用物：齐全，能顺利完成操作	2	用物不全扣1~2分	
	2. 环境：独立、安静、温暖、安全	2	环境不当扣1~2分	
	3. 患者：意识状态、自理能力及心理需求，皮肤有无湿疹、压力性损伤等	2	未评估或评估不全扣1~2分	
	4. 护士：洗手，戴口罩	2	未洗手扣1分，未戴口罩扣1分 以上各项均未评估扣8分；评估不全，每缺一项扣2分	
实施过程 （78分）	1. 核对患者，解释说明；关闭门窗，遮挡屏风	12	未核对、解释扣4分，未关闭门窗、未遮挡屏风各扣4分	
	2. 协助患者取平卧位，铺一次性中单或治疗巾于臀下，解开污染纸尿裤粘扣，展开两翼至患者身体两侧，将前片从两腿间后撤	10	未协助取平卧位扣4分，未铺中单扣2分，解开纸尿裤方法错误扣4分	
	3. 协助患者侧卧，将污染纸尿裤内面对折于臀下	8	未协助侧卧扣4分，纸尿裤折叠方法错误扣4分	
	4. 用手腕测试盆内水温，用温水浸湿毛巾，拧至不滴水，擦拭会阴部，注意观察会阴部皮肤黏膜情况（会阴区、腹股沟、肛周、骶尾部、大腿内侧），酌情在肛周或易遭浸渍和皱褶部位涂润肤品（口述）	14	未测水温扣2分，未擦拭会阴部扣6分，未观察扣4分，未口述涂润肤品扣2分	
	5. 将清洁的纸尿裤（贴皮肤面朝内）对折，协助患者翻身至另一侧，注意安全；撤下污染的纸尿裤，放入污物桶	10	清洁纸尿裤折叠放置方法错误扣5分，撤下污染纸尿裤方法不当扣2~5分	
	6. 打开身下清洁纸尿裤并铺平	8	打开方法错误扣4分，纸尿裤未铺平整扣4分	
	7. 翻转患者身体，取平卧位，从两腿间向前向上兜起纸尿裤前端，整理大腿内侧边缘，将两翼粘扣粘好	10	未取平卧位扣4分，整理方法不当扣2~6分	
	8. 操作后处理： （1）整理床单位，为患者盖好被子 （2）整理用物，洗手，记录 （3）开窗通风	6	缺失一项扣2分	

续表

操作流程	操作步骤	分值	扣分项目	扣分
评价 （6分）	1. 遵循标准预防、消毒隔离、安全的原则	2	缺失一项扣2分	
	2. 患者/家属知晓注意事项	2		
	3. 患者无坠床等安全问题出现	2		
理论知识 （3分）	为患者更换纸尿裤的注意事项	3	回答错误或不完整扣1~3分	
合计		100	扣分	
			最终得分	

【注意事项】

1. 更换纸尿裤时，应将纸尿裤大腿内、外侧边缘展平，以防止侧漏。

2. 根据患者胖瘦情况选择适宜尺寸的纸尿裤。

3. 患者使用纸尿裤，每次更换或排便后应使用温热毛巾擦拭或清洗会阴部，以减轻异味，保持局部清洁干燥。

4. 当患者患有传染性疾病时，应将纸尿裤放入医用黄色垃圾袋，作为医用垃圾集中回收处理。

【操作反思】

（吕清巧　画　妍　王　侠　李安琪　马　星　苏向妮　张丽媛）

模块三　运送患者技术

项目一　轮椅运送法

轮椅运送法指通过轮椅运送不能行走或行走不便但能坐起的患者进行检查、治疗和活动，从而帮助患者下床活动，促进其血液循环和体力恢复。

【操作目的】

1. 护送不能行走但能坐起的患者入院、出院、检查、治疗、手术或室外活动。
2. 帮助患者下床活动，促进血液循环和体力恢复。
3. 掌握轮椅的安全使用和维护方法。
4. 关心体贴患者并建立良好的护患关系。

> **情境导入：**
>
> 　　患者，女，52岁，卒中后右侧肢体偏瘫，现在要去 CT 室做检查，请用轮椅运送患者去做检查。护士需要完成以下任务。
>
> **任务目标：**
> 1. 正确使用轮椅运送患者进行检查。
> 2. 轮椅运送过程中应保证患者的安全。
>
> **任务实施：**
> 护士能正确使用轮椅，安全运送患者。

【操作准备】

1. 用物准备：轮椅（各部件性能良好）、棉被或毛毯（根据季节酌情准备）、别针、软枕（根据患者需要）。
2. 环境准备：光线明亮，宽敞、安全，温、湿度适宜。
3. 患者准备：了解轮椅运送法的目的、方法和注意事项，能主动配合操作。
4. 护士准备：着装整齐，修剪指甲，洗手，戴口罩。

【操作流程及评分标准】

轮椅运送法的操作流程及评分标准见表3-1-1。

表 3-1-1 轮椅运送法的操作流程及评分标准

操作流程	操作步骤	分值	扣分项目	扣分
素质要求 (5分)	1. 仪表大方，沉着稳健	1	紧张、不自然扣1分	
	2. 报告姓名、操作项目，语言流畅	2	未报告扣2分，报告不全扣1分	
	3. 着装整洁，指甲已修剪	2	衣着不整洁扣1分，未修剪指甲扣1分	
评估 (8分)	1. 用物：齐全，检查轮椅性能并保证良好	2	用物不全扣1分，未检查轮椅扣1分	
	2. 环境：宽敞，地面整洁干燥、无障碍物，便于轮椅通行	2	未评估扣2分，评估不全扣1~2分	
	3. 患者：体重、意识状态、病情、躯体活动能力、损伤部位及合作程度	2	未评估扣2分，评估不全酌情扣1~2分	
	4. 护士：洗手，戴口罩	2	未洗手或未戴口罩各扣1分	
实施过程 (74分)	1. 核对解释： (1)将轮椅推至患者床旁，核对患者的姓名、床号	4	未核对扣4分，核对不全扣2~4分	
	(2)向患者及家属解释轮椅运送的目的、方法及注意事项，取得配合	4	未解释扣4分，解释不全扣1~4分	
	2. 协助患者上轮椅： (1)将轮椅推至患者健侧床旁，使椅背与床尾平齐，椅面朝向床头，将闸制动，翻起脚踏板，防止轮椅滑动	4	轮椅放置不符合要求扣2分，未制动扣2分	
	(2)酌情铺毛毯于轮椅上（并口述）	2	未酌情铺毛毯扣2分	
	(3)撤盖被至床尾，扶患者坐起，嘱患者以手掌撑床面坐于床沿，协助穿衣及鞋袜	5	未撤被扣1分，未协助患者坐起扣1分，未嘱咐患者扣1分，未协助患者穿衣及鞋袜扣2分	
	(4)询问、观察患者有无眩晕和不适等反应	4	未询问扣2分；未观察扣2分，观察不全扣1~2分	
	(5)嘱患者将双手置于护士肩上，护士以双手环抱患者腰部，协助患者下床（图3-1-1）	2	护士和患者姿势不当各扣1分	
	(6)协助患者转身，嘱患者用手扶住轮椅把手，坐入轮椅中部，协助患者身体靠后或取舒适安全坐位	4	未让患者扶住把手扣2分，未让患者靠后取舒适坐位扣2分	
	(7)翻下脚踏板，协助患者将双脚置于其上	2	未翻下脚踏板扣1分，未协助放好双脚扣1分	

续表

操作流程	操作步骤	分值	扣分项目	扣分
实施过程（74分）	(8)将毛毯上端围在患者颈部，两侧围裹患者双臂，分别用别针固定，余下的部分围裹患者上身、下肢和双脚(图3-1-2)	2	保暖措施不当，酌情扣1~2分	
	(9)整理床单位，铺暂空床。观察患者，确定无不适后，松闸，推患者至目的地	5	未整理扣2分，未观察患者扣1分，未松闸扣1分，未推送至目的地扣1分	
	3. 协助患者下轮椅： (1)将轮椅推至床尾，使椅背与床尾平齐，患者面向床头	4	轮椅放置不符合要求扣1~4分	
	(2)扳制动闸将轮椅制动，翻起脚踏板	4	未制动扣2分，未翻脚踏板扣2分	
	(3)取下患者身上固定毛毯用的别针	2	未松毛毯扣2分	
	(4)护士站在轮椅前面抵住轮椅，双手协助患者站起、转身、坐于床缘	4	未协助患者取合适体位扣1~4分	
	(5)协助患者脱去鞋子及外衣，躺卧舒适，盖好棉被	2	未协助扣2分，缺一项扣1分	
	(6)整理床单位，观察病情，轮椅终末处理，洗手，记录	4	缺一项扣1分	
	4. 轮椅的使用要点： (1)提醒患者坐轮椅时身体不可前倾、不可自行站起或下轮椅，以免摔倒；对身体不能保持平衡者，需系安全带，避免发生意外	4	未提醒患者扣1分，身体不能保持平衡者未系安全带扣3分	
	(2)下坡时，需倒转轮椅，使轮椅缓慢下行，患者头及背部应向后靠	3	下坡未倒转轮椅扣3分	
	(3)如有下肢水肿、溃疡或关节疼痛，可将脚踏板抬起，并垫软枕，将双脚踏于软枕上(口述)	4	未观察患者肢体扣2分，未协助安置双脚扣2分	
	(4)在推送过程中注意观察患者情况，并嘱患者抓紧扶手；过门槛时，翘起前轮，避免引起过大的震动，保证患者安全	5	推送过程中未观察扣2分，未考虑患者的安全扣2分，未考虑患者的舒适扣1分	
评价（8分）	1. 与患者有效沟通，消除患者紧张情绪，取得患者积极配合	2	操作过程中与患者沟通差扣1分，患者紧张情绪未消除扣1分	
	2. 操作熟练、规范，动作轻柔，关心体贴患者	2	动作不轻柔扣1分，未关心患者扣1分	

续表

操作流程	操作步骤	分值	扣分项目	扣分
评价 （8分）	3. 搬运是否安全、顺利，患者有无病情变化	2	操作不熟练、不规范各扣1分	
	4. 患者坐于轮椅上是否舒适，有无疲劳、不适，患者能否配合	2	未评估患者扣2分	
理论知识 （5分）	口述轮椅运送患者的目的及注意事项	5	回答错误扣5分；回答不完整，每缺一项扣1~2分	
合计		100	扣分	
			最终得分	

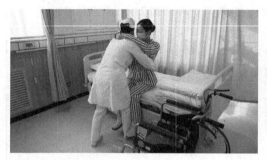

图3-1-1 协助患者下床

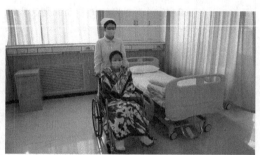

图3-1-2 用毛毯包裹患者

【注意事项】

1. 在推送过程中应注意观察患者病情变化，有无疲劳、头晕等不适；保证患者安全、舒适。

2. 根据室外温度适当增加衣物、盖被，以免患者着凉。

【操作反思】

_____

_____

项目二 平车运送法

平车运送法是运送行动不便的患者在入院、检查、治疗或手术时的一种运输方法，能为患者提供舒适和方便。平车运送患者也能省时省力，提高护理工作效率。

【操作目的】

运送不能起床的患者入院，做各种特殊检查、治疗、手术或转运。

情境导入：
　　患者，男，68岁，身高158cm，体重70kg，有高血压病史6年，腰部酸痛8余年。近日腰痛伴左下肢疼痛加重无法缓解来院就诊。入院诊断：腰4椎体前滑脱，经手术治疗后患者麻醉清醒，由手术室平车转运至病房。护士需要完成以下任务。
　　任务目标：
　　1. 护士使用平车安全运送患者至病房。
　　2. 到病房后，从平车上安全转移患者至病床上。
　　3. 关心体贴患者，并建立良好的护患关系。
　　任务实施：
　　护士正确使用平车运送患者，运送过程中注意询问和观察患者病情，保证患者舒适安全。

【操作准备】

1. 用物准备：平车（各部件性能良好，车上置有被单和橡胶单包好的枕头和垫子）、毛毯或棉被。若为骨折患者，应有木板垫于平车上，并将骨折部位固定稳妥；若为颈椎、腰椎骨折患者或为病情较重的患者，应备有帆布中单或布中单。
2. 环境准备：环境宽敞明亮，地面平坦干燥、无障碍物。
3. 患者准备：了解平车的作用、搬运方法及配合事项。
4. 护士准备：着装整齐，修剪指甲，洗手，戴口罩。

【操作流程及评分标准】

平车运送法的操作流程及评分标准见表3-2-1。

表3-2-1　平车运送法的操作流程及评分标准

操作流程	操作步骤	分值	扣分项目	扣分
素质要求 （5分）	1. 仪表大方，沉着稳健	1	紧张、不自然扣1分	
	2. 报告姓名、操作项目，语言流畅	2	未报告扣2分	
	3. 衣帽整洁，着装符合要求	2	着装不整洁扣2分	
评估 （8分）	1. 评估平车各部件性能是否良好（车轮、车面、制动闸等）	2	未评估扣2分，评估不全扣1~2分	
	2. 患者周围环境：安全，地面无湿滑及障碍物	2	未评估扣2分，评估不全扣1~2分	
	3. 患者：姓名、年龄、诊断、病情、意识状态、肢体活动度、肢体肌力、合作程度、手术部位、治疗伤口、管道情况，以及有无约束	3	未评估扣3分，评估不全扣1~3分	
	4. 护士：仪表、洗手规范	1	未洗手或洗手不规范扣1分	

续表

操作流程	操作步骤	分值	扣分项目	扣分
实施过程 (73分)	1. 核对解释： (1)推平车至患者床旁，核对患者，再次解释	2	未核对扣2分，核对不全扣1~2分	
	(2)安置好患者身上的管道，松开盖被	2	管道安置不当扣1分，未松盖被扣1分	
	2. 搬运患者： (1)挪动法：适合于能在床上配合动作者 1)移开床旁桌、椅，松开盖被，协助患者穿衣并移向床边	3	未移开床旁桌、椅扣2分，未协助患者扣1分	
	2)将平车与床平行并紧靠床边，调整平车高度与床同高，搬运者抵住平车，大轮靠近床头，将闸制动	4	平车放置不符合要求扣2分，平车高度不合适扣1分，未制动扣1分	
	3)协助患者将上半身、臀部、下肢依次向平车挪动，使患者头部卧于大轮端，协助患者平卧于平车中央	5	未协助患者依次挪动扣1~3分，患者头部未卧于大轮端扣2分	
	(2)一人搬运法：适合于小儿或体重较轻者，不能自行挪动者 1)将平车推至床尾，使平车头端与床尾成钝角，将闸制动	2	平车放置不符合要求扣2分	
	2)松开盖被，协助患者穿衣并移至床边	2	未协助患者扣2分	
	3)协助患者屈膝，搬运者将一手臂自患者腋下伸至对侧肩部，另一手臂在同侧伸入患者大腿下，嘱患者双臂过搬运者肩部，双手交叉于搬运者颈后(图3-2-1)	5	未协助患者摆放正确体位扣1分，搬运手法不对酌情扣1~2分，患者双手位置不当扣2分	
	4)搬运者抱起患者，移步轻稳放于平车上	4	摆放患者位置不当扣2分，动作粗、重扣2分	
	(3)两人搬运法：适用于不能自行活动或体重较重者 1)将平车推至床尾，使平车头端与床尾成钝角，将闸制动	4	平车放置不符合要求扣2分，未制动扣2分	
	2)协助患者穿衣，二人站于床同侧，将患者上肢交叉于胸前	2	未协助患者扣1分，未将患者上肢交叉扣1分	
	3)甲一手臂托住患者头、颈、肩部，另一手臂托住患者腰部；乙一手臂托住患者臀部，另一手臂托住患者腘窝处	4	搬运患者方法不对，酌情扣1~4分	

续表

操作流程	操作步骤	分值	扣分项目	扣分
实施过程（73分）	4）两人同时合力抬起患者，使患者头部处于较高位置，身体尽量向操作者倾斜，移步转向平车（图3-2-2），将患者轻放于平车中央	4	配合不一致扣1分，未协助患者靠近搬运者身体扣2分，动作过重扣1分	
	（4）三人搬运法：适用于不能活动或体重超重的患者			
	1）将平车推至床尾，使平车头端与床尾成钝角，将闸制动	2	平车放置不符合要求扣1分，平车未制动扣1分	
	2）协助患者穿衣，三人站于床同侧，将患者上肢交叉于胸前	2	未协助患者扣1分，未将患者上肢交叉扣1分	
	3）甲托住患者头、颈、肩胛部；乙托住患者背、腰、臀部；丙托住患者腘窝、小腿部（图3-2-3）	2	搬运患者方法不当扣1~2分	
	4）三人合力抬起患者至近侧床缘，使其身体尽量向搬运者倾斜，再同时抬起患者移步转向平车，轻放于平车中央	4	未移近至近侧床缘扣2分，动作不一致扣1分，患者体位摆放不当扣1分	
	（5）四人搬运法：适用于病情危重或脊柱骨折患者			
	1）移开床旁桌、椅，协助患者穿衣	2	未移开床旁桌、椅扣1分，未协助患者扣1分	
	2）将平车与床平行并紧靠床边，调整平车高度与床同高或稍低，搬运者抵住平车，大轮靠床头，将闸制动	4	平车放置不符合要求扣1~2分，未制动扣2分	
	3）在患者腰、臀下铺帆布中单或布中单	2	未铺帆布中单或布中单扣2分	
	4）甲站于床头，托住患者头及颈肩部；乙站于床尾，托住患者两腿；丙和丁分别站于床及平车两侧，分别抓住帆布中单或布中单的四角（图3-2-4）	2	搬运患者方法不当扣1~2分	
	5）一人喊口令，四人合力同时抬起患者，轻放于平车中央；有骨折者，应固定好骨折部位（口述）	4	动作不一致扣1分，为患者摆放体位不当扣2分，动作过重扣1分	
	3. 操作后的处理： （1）根据病情协助患者取舒适体位，重新检查各种导管，拉好护栏，盖好盖被	3	未检查扣1分，未拉好护栏扣1分，未盖被扣1分	
	（2）整理床单位，将床改铺为暂空床	1	未整理扣1分	
	（3）松闸，推至指定地点	2	未松闸扣1分，未推送至指定地点扣1分	

续表

操作流程	操作步骤	分值	扣分项目	扣分
评价 （6分）	1. 关心尊重患者，注意患者感受，护患沟通良好	2	未关心患者扣1分，与患者沟通差扣1分	
	2. 动作协调一致，确保患者安全舒适；操作熟练，程序规范	2	操作不熟练扣1分，未注意患者安全扣1分	
	3. 注意遵循节力原则	2	未运用节力原则扣2分	
理论知识 （8分）	口述平车运送患者的注意事项	8	回答错误扣8分；回答不完整，缺一项扣1分	
合计		100	扣分	
			最终得分	

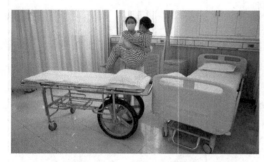

图3-2-1 一人搬运法

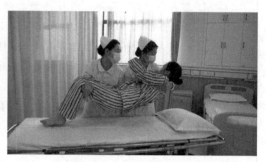

图3-2-2 两人搬运法

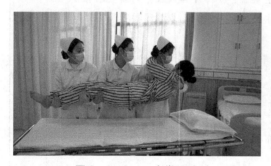

图3-2-3 三人搬运法

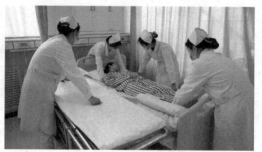

图3-2-4 四人搬运法

【注意事项】

1. 搬运时，注意动作轻稳；合力抬起时，应有一人发口令，众人协调一致，确保患者安全舒适。

2. 搬运及运送过程中，应密切观察患者病情变化，并保证患者的持续治疗不受影响。

3. 推行中，因平车小轮端转弯灵活，故应推行在前，但速度不可过快；上下坡时，患者头部应位于高处，以减轻患者不适。

4. 对颈椎损伤者，在搬运时应保持患者头部处于中立位，并沿身体纵轴略加牵引颈部，慢慢移至平车中央，防止由于搬运不当引起的高位截瘫，甚至导致患者的死亡。

5. 对颅脑损伤、颌面部外伤及昏迷患者，应将头转向一侧，保持呼吸道通畅，防止舌根后坠堵塞呼吸道，或分泌物、呕吐物吸入气管引起窒息。

6. 运送抽搐、烦躁不安的患者时，与患者和家属沟通给予适当约束，以免发生意外。

7. 若在寒冷季节，应注意保暖。

【操作反思】

（李 英 李 静）

模块四 生命体征护理技术

项目一 体温、脉搏、呼吸、血压的测量

生命体征是体温、脉搏、呼吸和血压的总称。护士通过评估患者的生命体征，可以获得患者生理状态的基本资料，了解机体重要脏器的功能活动情况，了解疾病的发生、发展及转归，为疾病的预防、诊断、治疗和护理提供依据。

【操作目的】
1. 判断体温、脉搏、呼吸、血压有无异常。
2. 动态监测体温、脉搏、呼吸、血压变化，提供病情的相关信息。
3. 协助诊断，为治疗、护理、康复提供依据。
4. 观察患者病情并建立良好的护患关系。

> 情境导入：
> 　　患者，男，55岁，因"腹痛1天，加重3小时"来院就诊。急诊B超示胆总管结石、胆囊炎。入院后行"胆囊切除术胆总管探查取石术＋T管引流术"，术后返回病房，医嘱予监测生命体征。护士需要完成以下任务。
> 任务目标：
> 1. 正确测量和记录生命体征。
> 2. 掌握生命体征的正常范围，异常生命体征的评估及护理。
> 任务实施：
> 护士遵医嘱为患者准备测量用物，为患者测量生命体征。

【操作准备】
1. 用物准备：流动水洗手设施、清洁剂、干手设施，必要时备护手液或直接干手消毒剂。
 (1)治疗车上层：容器2个(一为清洁容器，盛放已消毒的体温计；另一为盛放测温后的体温计)、含消毒液纱布、有秒针的表、记录本、笔、手消液、血压计(台式汞柱式血压计)、听诊器。若测肛温，需另备润滑剂、棉签、卫生纸。
 (2)治疗车下层：生活垃圾桶、医疗垃圾桶。

(3)其他:清点、检查体温计的数量和有无破损,体温计的水银柱在35℃以下;检查血压计性能。

2. 环境准备:光线明亮,室温适宜,环境安静。

3. 患者准备:明确测量目的,了解操作过程及注意事项,积极配合操作。患者安静休息20~30分钟,体位舒适。

4. 护士准备:着装整洁,修剪指甲,洗手,戴口罩。

【操作流程及评分标准】

生命体征测量的操作流程及评分标准见表4-1-1。

表4-1-1 生命体征测量的操作流程及评分标准

操作流程	操作步骤	分值	扣分项目	扣分
素质要求（5分）	1. 仪表大方,沉着稳健	1	紧张、不自然扣1分	
	2. 报告姓名、操作项目,语言流畅	2	未报告扣2分,报告不全扣1分	
	3. 衣帽整洁,着装符合要求,指甲已修剪	2	衣着不整、未修剪指甲各扣1分	
评估（8分）	1. 用物:充分,能顺利完成操作	3	用物不全扣1~2分,未清点体温计数目扣1分	
	2. 环境:室内安静,光线、室温符合操作要求	1	环境不当扣1分	
	3. 患者:病情、意识状态、心理状态及配合程度,测量前20~30分钟有无影响生命体征变化的因素,有无其他禁忌证	3	未评估扣3分,评估不全扣1~3分	
	4. 护士:仪表、洗手规范	1	未洗手或洗手不规范扣1分	
实施过程（75分）	1. 核对解释: (1)携用物至患者床前,核对患者床号、姓名、腕带、住院号 (2)向患者介绍体温、脉搏、呼吸、血压的测量方法及注意事项,取得患者配合	8	未核对扣4分;核对项目不全,缺一项扣1分 未解释扣4分;解释不全,缺一项扣1分	
	2. 体温的测量(腋温): (1)部位:腋窝正中 (2)方法:擦干汗液,将体温计水银端放于患者一侧腋窝处正中,紧贴皮肤,使患者屈臂过胸夹紧体温计 (3)时间:10分钟	10	测量位置不当扣2分 未擦汗液扣1分,未维护患者隐私扣2分,测量方法不正确扣3分 测量时间不准确扣2分	

101

续表

操作流程	操作步骤	分值	扣分项目	扣分
实施过程（75分）	3. 脉搏的测量： (1)体位：卧位或坐位，手腕伸展，手臂置于舒适位置 (2)方法：护士将示指、中指、无名指的指端按压于患者桡动脉处，按压力度适中 (3)计数：正常脉搏测量30秒，乘以2，即为脉率。异常脉搏测量1分钟，脉搏短绌者两人同时测量（口述）	10	手腕未伸展扣1分，手臂位置不舒适扣1分 测量手法不正确扣2分，测量部位不正确扣2分 计数不准确或时间不准确扣2分；未口述扣2分，口述不全扣1~2分	
	4. 呼吸的测量： (1)方法：护士仍保持诊脉状态，观察患者胸部或腹部的起伏，一起一伏为1次 (2)计数：正常呼吸测量30秒，乘以2，即为呼吸频率。异常呼吸测量1分钟，呼吸微弱者，用少许棉花置于患者鼻孔前，观察棉花纤维被吹动的次数（口述） (3)记录测得的脉率和呼吸数值	10	观察方法不正确扣2分，观察部位不正确扣2分 计数不准确或时间不准确扣2分；未口述扣2分，口述不全扣1~2分 未记录扣2分	
	5. 血压的测量（肱动脉）： (1)体位：仰卧位，肱动脉（手臂位置）平腋中线。卷袖，露臂，掌心向上，肘部伸直 (2)血压计：妥善放置，打开水银槽开关。驱尽袖带内空气，平整置于上臂中部，袖带下缘距肘窝2~3cm，松紧以能插入一指为宜（图4-1-1） (3)充气：将听诊器胸件置于肱动脉搏动最明显处（图4-1-2），一手固定，另一手关气门，握加压气球，充气至肱动脉搏动消失，再升高20~30mmHg (4)放气：缓慢放气，速度以每秒下降4mmHg为宜 (5)判断：听诊器出现第一声搏动音，汞柱所指刻度即为收缩压；当搏动突然变弱或消失时，汞柱所指刻度即为舒张压 (6)记录	20	未平腋中线扣1分，掌心未向上/肘部未伸直扣1分，衣袖过紧扣1分 未打开水银槽开关扣1分，袖带位置不正确扣2分，袖带过紧/过松扣1分，听诊器胸件位置不正确扣2分 充气过猛、过快扣2分 放气速度过快/过慢扣2分 收缩压不准确扣3分，舒张压不准确扣3分 未记录或记录不正确扣1分	
	6. 血压测量结束，排尽袖带内余气，卷好袖带，整理后放入盒内；将血压计盒盖右倾45°，使水银全部流回槽内，关闭水银槽开关，盖上盒盖	5	未排尽袖带内余气扣1分，水银未全部流回槽内扣1分，未关闭水银槽开关扣2分，未正确放置扣1分	

续表

操作流程	操作步骤	分值	扣分项目	扣分
实施过程 （75分）	7. 取出体温计，用纱布擦拭，读数并记录	2	未用纱布擦拭扣1分，未记录扣1分	
	8. 操作后处理： (1)整理用物：协助患者取舒适体位，整理床单位 (2)分类消毒，放回用物 (3)洗手，记录。将测得的体温、脉搏、呼吸、血压数值记录于体温单上（口述）	10	未协助患者卧位舒适扣2分，未整理床单位扣2分 未消毒或分类整理用物扣2分 未洗手扣2分；未口述扣2分，口述不全扣1~2分	
评价 （6分）	1. 操作轻稳、规范、熟练，程序正确	5	程序有误扣2分，动作不轻稳扣1分，操作不熟练扣1分，关心患者不够扣1分	
	2. 完成时间：15分钟（从取体位开始至整理床单位结束）	6	每超时1分钟扣1分	
理论知识 （6分）	1. 正常的生命体征范围 2. 不同部位测温的禁忌证	3 3	回答错误，每项扣3分；回答不完整，每项扣1~2分	
合计		100	扣分	
			最终得分	

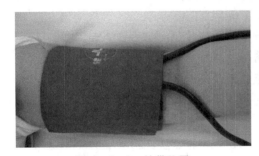

图4-1-1 袖带位置

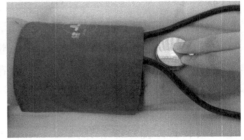

图4-1-2 听诊器胸件放置的正确位置

【注意事项】

1. 婴幼儿、精神异常、昏迷、口腔疾患、口/鼻腔手术、呼吸困难、不能合作者不可采用口表测温。

2. 运动、进食、冷热饮、冷热敷、洗澡、坐浴、灌肠等活动后应间隔30分钟方可测温。

3. 直肠疾病或手术后、腹泻、心肌梗死患者不宜测肛温。

4. 婴幼儿、危重患者、精神异常患者、躁动患者应设专人守护，防止意外。

5. 肩关节受伤或过于消瘦患者不宜用腋表。

6. 测口温时，若患者不慎咬破体温计，应先及时清除玻璃碎屑，以免损伤唇、舌、口腔、食管、胃肠道黏膜，再口服蛋清、牛奶，以延缓汞的吸收。若病情允许，可食用粗纤维食物，加速汞的排出。

7. 测量脉搏忌用拇指，脉搏异常或危重患者应测量 1 分钟。脉搏短绌时，两人应同时分别测脉搏和心率。

8. 血压测量一般选择右上臂。有偏瘫、肢体外伤或手术的患者，应选择健侧肢体。

【操作反思】

项目二　体温单的绘制

体温单是由护士填写的重要护理文件，记录了患者的生命体征及其他重要情况，如患者入院、手术、分娩、转科、出院或死亡时间，以及体温、脉搏、呼吸、血压、各种出入量、药物过敏、身高、体重等情况。患者住院期间，应将体温单排列在住院病历的首项，以便于查阅。

【操作目的】

1. 认真、客观地填写护理文件，为患者诊疗提供依据。
2. 正确记录患者生命体征和出入量等情况。
3. 培养严谨认真的工作态度，书写规范，记录准确。

> **情境导入：**
>
> 妇科病区 2023 年 8 月 28 日上午 10 时入院一患者，女，30 岁，以平车送入病房，经诊断为宫外孕。体格检查：体温 36.6℃，脉搏 94 次/分，呼吸 18 次/分，血压 88/58mmHg。于当日上午 11 时完成术前准备，急诊手术。护士需要完成以下任务。
>
> **任务目标：**
>
> 1. 准确记录患者生命体征及其他情况等各项指标。
> 2. 根据提供的资料，正确绘制体温单。
>
> **任务实施：**
>
> 护士完整、准确地绘制患者的体温单。

模块四 生命体征护理技术

【操作准备】
1. 用物准备：体温单，红蓝铅笔，红、蓝（黑）色墨水笔，尺子，记录本，橡皮。
2. 环境准备：宽敞，整洁，光线明亮。
3. 护士准备：着装整洁，洗手，戴口罩。

【操作流程及评分标准】
体温单绘制的操作流程及评分标准见表4-2-1。

表4-2-1 体温单绘制的操作流程及评分标准

操作流程	操作步骤	分值	扣分项目	扣分
素质要求 （5分）	1. 仪表大方，沉着稳健	1	紧张、不自然扣1分	
	2. 报告姓名、操作项目，语言流畅	2	未报告扣2分，报告不全扣1分	
	3. 衣帽整洁，着装符合要求，指甲已修剪	2	衣着不整、未修剪指甲各扣1分	
评估 （7分）	1. 用物：充分，能顺利完成操作	3	用物不全扣1~3分	
	2. 环境：宽敞，明亮，安静，整洁	1	环境不当扣1分	
	3. 患者：患者的基本信息、生命体征及其他测量内容是否完整	2	未评估扣2分，评估不全扣1~2分	
	4. 护士：仪表、洗手规范	1	未洗手或洗手不规范扣1分	
实施过程 （74分）	1. 眉栏： （1）用蓝（黑）笔填写姓名、年龄、性别、科别、床号、入院日期、住院号等项目 （2）日期：每页第一天应填写年、月、日，其余六天只写日 （3）住院日数：从入院当天为第一天开始填写，直至出院 （4）手术（分娩）后日数（写阿拉伯数字）用红笔填写，以次日为第一天，依次写至第十四天。若在14日内进行第二次手术，则将第一次手术日作为分母、第二次手术日作为分子进行填写	16	用笔错误扣2分，书写错误一项各扣1分 第一天未填写年、月扣2分；遇新的年、月，未填写年、月、日或月、日扣1分 未连续填写至出院日扣1分 未用阿拉伯数字表示扣1分，用笔错误或填写错误酌情扣1~2分	
	2. 40~42℃横线： （1）用红水钢笔顶格纵向填写入院、转入、手术、分娩、出院、死亡时间，下写"于"或画一竖线，手术不写具体名称和具体手术时间，其余按24小时制填写，精确到分钟 （2）中文书写正确 （3）写在相应的时间格内，填写正确	12	填写错误或未顶格纵写扣4分，填写错误及时间不对扣4分 其他填写错误扣1~4分	

续表

操作流程	操作步骤	分值	扣分项目	扣分
实施过程（74分）	3. 体温曲线绘制： (1)以蓝铅笔绘制，口温"●"、肛温"○"、腋温"×"，相邻两次体温用蓝线相连 (2)每一小格为0.2℃，将实际测量的度数绘制于35~42℃相应的时间格内 (3)物理或药物降温30分钟后，重测体温，用红"○"表示，画在降温前温度的同一纵格内，用红虚线与降温前的温度相连，下次测得的温度用蓝线仍与降温前温度相连 (4)体温不升：应在35℃线以下相应时间纵格内用红笔写"不升"，不与相邻温度相连	14	用笔错误扣2~4分，符号错误扣2~4分 相邻温度未连接扣2分 降温后温度未用红虚线与降温前温度相连扣2分，其他错误酌情扣1~2分	
	4. 脉率、心率曲线绘制： (1)脉率以红点"●"表示，心率以红圈"○"表示，与时间相对应，相邻两次脉率(心率)用红线相连 (2)每一小格为4次/分，将实际测量的脉率/心率用红笔绘制于相应时间格内 (3)脉搏短绌：心率以红色"○"表示，相邻心率用红线相连，脉率和心率之间用红斜线填满 (4)脉搏与体温重叠：先画体温符号，再用红笔在外面画红圈"○"；如测肛温，则先以蓝圈表示体温，其内以红点表示脉搏	8	用笔错误扣2分，符号错误扣2分 相邻脉率/心率未连接扣2分 脉率、心率之间未用红斜线填满扣2分	
	5. 呼吸记录： (1)用红笔以阿拉伯数字填写在相应呼吸栏内，相邻的两次呼吸上下错开，每页首记呼吸从上开始写 (2)使用呼吸机的患者用以®表示，在相应时间格内顶格用黑笔画®	6	用笔错误扣2分，其他错误酌情扣1~4分	

续表

操作流程	操作步骤	分值	扣分项目	扣分
实施过程 (74分)	6. 底栏： (1)血压：以 mmHg 为单位，记录方式为收缩压/舒张压，记录在相应栏内 (2)入量：以 mL 为单位，记录前一日24小时总出入量在相应日期栏内；亦可分别记录 (3)尿量：以 mL 为单位，记录前一日24小时尿液总量；排尿符号：导尿用"C"，尿失禁用"※" (4)大便：记录前一日的大便次数，用蓝笔记录在相应时间栏内。未解大便用"0"、灌肠用"E"、大便失禁用"※"、人工肛门用"☆" (5)体重：以 kg 为单位，用阿拉伯数字记录在相应栏内 (6)身高：以 cm 为单位，用阿拉伯数字记录在相应栏内 (7)其他：作为机动，根据需要填写 (8)页码：逐页填写	18	用笔错误扣2分，不写计量单位扣2分，书写不规范扣2分；未用阿拉伯数字记录，一次扣2分；计量单位有误扣2分 符号错误一次扣2分 未以 kg 为单位扣1分 未以 cm 为单位扣1分 填写不当扣1~2分 未填写页码扣2分	
评价 (10分)	1. 体温单各项目按规定用红、蓝笔填写，记录准确、清楚	3	记录错误扣1~3分	
	2. 点、线分明，记录单卷面整洁、不涂改	5	点不圆，扣1~2分；线不直，扣1~2分；有涂改扣1分	
	3. 完成时间：20分钟（从填写眉栏开始至填写底栏结束）	2	每超时1分钟扣1分	
理论知识 (4分)	体温单各项符号标志的意思	4	回答错误一项扣1分	
合计		100	扣分 最终得分	

【注意事项】

1. 书写及时、完整：不拖延或提早记录，更不得漏记。
2. 客观、正确：记录内容客观真实，数据准确。
3. 字迹清楚、工整：不出格、跨行，不涂改、剪贴或滥用简化字。
4. 用笔正确：选用笔的种类和颜色正确。

【操作反思】

_____

_____

_____

项目三 吸氧法

吸氧法是指通过给患者吸入高于空气中氧浓度的氧气，提高动脉血氧分压、血氧饱和度及血氧含量，以纠正低氧血症，确保对组织的氧供应，达到缓解组织缺氧的目的。吸氧法是一种常用的改善呼吸的治疗和急救技术。

【操作目的】

1. 纠正各种原因造成的缺氧状态，提高动脉血氧分压、动脉血氧饱和度，增加动脉血氧含量。

2. 促进组织的新陈代谢，维持机体生命活动。

> 情境导入：
> 　　王某，男，30岁。3天前因淋雨后头晕、乏力，出现咳嗽、咳痰症状，逐渐加重。近一日，咳黄色脓痰，稍活动后感胸闷、气急。查体：体温36.9℃，脉搏90次/分，呼吸20次/分，血压120/80mmHg。医嘱：持续吸氧，2L/min。护士需要完成以下任务。
> 任务目标：
> 　1. 执行医嘱，准备吸氧用物，正确实施吸氧法。
> 　2. 规范操作，方法正确，动作轻巧。
> 任务实施：
> 　1. 为患者准备吸氧用物，遵医嘱进行氧气吸入。
> 　2. 观察患者生命体征，安慰患者，缓解其紧张情绪。

【操作准备】

1. 用物准备：流动水洗手设施、清洁剂、干手设施，必要时备护手液或直接干手消毒剂。

（1）治疗车上层：治疗盘内备小药杯（内盛冷开水）、纱布、弯盘、一次性鼻氧管、棉签、扳手，治疗盘外备管道氧气装置（图4-3-1）或氧气筒及氧气压力表装置（图4-3-2）、用氧记录单、笔、用氧标识。

（2）治疗车下层：生活垃圾桶、医疗垃圾桶。
2. 环境准备：安静，整洁，光线充足，温、湿度适宜，远离火源。
3. 患者准备：明确操作目的，了解操作过程，能积极配合；体位舒适，情绪稳定。
4. 护士准备：着装整洁，修剪指甲，洗手，戴口罩。

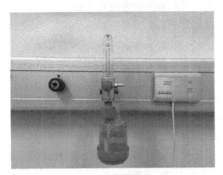 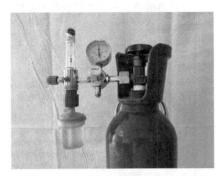

图 4-3-1 管道氧气装置　　　　图 4-3-2 氧气筒及氧气压力表装置

【操作流程及评分标准】

吸氧法的操作流程及评分标准见表 4-3-1。

表 4-3-1　吸氧法的操作流程及评分标准

操作流程	操作步骤	分值	扣分项目	扣分
素质要求 （5分）	1. 仪表大方，沉着稳健	1	紧张、不自然扣1分	
	2. 报告姓名、操作项目，语言流畅	2	未报告扣2分，报告不全扣1分	
	3. 衣帽整洁，着装符合要求，指甲已修剪	2	着装不整洁扣1分，未修剪指甲扣1分	
评估 （8分）	1. 用物：充分，能顺利完成操作	3	用物不全扣1~3分	
	2. 环境准备：室内安静，光线、室温符合操作要求	1	环境不当扣1分	
	3. 患者：病情、意识状态、心理状态及配合程度，有无其他禁忌证	3	未评估扣3分，评估不全扣1~3分	
	4. 护士：仪表、洗手规范	1	未洗手扣1分 各项均未评估扣8分	
实施过程 （75分）	1. 正确装表： ▲氧气筒 （1）打开氧气筒总开关，放出少量氧气，吹尘后关闭 （2）安装氧气表，直立于氧气筒旁 （3）连接湿化瓶 （4）关闭流量开关，打开总开关，再打开流量开关，检查氧气装置无漏气、流出通畅	9	未吹尘扣1分 氧气表倾斜扣1分 连接不紧密扣1分 开关顺序不当扣2分，未检查压力和有无漏气扣2分	

续表

操作流程	操作步骤	分值	扣分项目	扣分
实施过程 (75分)	(5)关闭流量开关 ▲中心供氧 (1)将流量表与中心供氧装置连接 (2)连接湿化瓶 (3)打开流量开关,检查全套装备有无漏气,关流量表		未关闭流量表扣2分 未连接紧密扣3分 未检查湿化瓶扣2分 未打开开关扣2分,未检查有无漏气扣2分	
	2. 核对解释: (1)携用物至患者床旁,核对患者床号、姓名、腕带、住院号 (2)向患者介绍吸氧的方法及注意事项,取得患者配合 (3)协助患者取舒适卧位	7	未核对扣3分;核对项目不全,缺一项扣1分 未解释扣3分;解释不全,缺一项扣1分 未取舒适卧位扣1分	
	3. 清洁检查:用湿棉签清洁双侧鼻腔并检查	4	未检查、未清洁扣4分,缺一项扣1分	
	4. 连接导管:将鼻导管与湿化瓶的出口相连接	2	导管打结、扭曲扣2分	
	5. 调节流量:遵医嘱调节氧流量	4	未调节扣4分,调节流量不准确扣2分	
	6. 湿润检查:湿润鼻导管前端,确定导管通畅	2	未湿润扣1分,未检查通畅扣1分	
	7. 插鼻导管:将鼻导管插入患者双鼻孔1cm,为患者供氧	3	动作不轻柔扣1分,插入过浅/过深扣2分	
	8. 固定导管:将导管环绕患者耳部向下放置,并调节松紧度(图4-3-3)	2	调节过松或过紧扣2分	
	9. 核对记录: (1)询问患者的感受,告知吸氧的注意事项,取得患者配合 (2)整理床单位,再次核对,清理用物 (3)洗手,记录给氧时间、氧流量、患者反应,贴用氧标识于湿化瓶上	13	未询问扣2分;未告知扣3分,告知不全扣1~3分 未核对扣2分,未整理扣1分 未洗手扣1分;未记录扣3分,记录缺少一项扣1分;未贴用氧标识扣1分	
	10. 观察疗效:观察患者缺氧改善情况、实验室指标、有无不良反应、氧气装置有无漏气(口述)	4	未口述扣4分,口述内容不全扣2分	

续表

操作流程	操作步骤	分值	扣分项目	扣分
实施过程（75分）	11. 停止用氧： （1）携用物至患者床旁，核对患者 （2）向患者解释，取得配合 （3）取下鼻导管，停氧，为患者擦拭鼻部	9	未核对患者扣2分 未解释扣2分 先停氧后取下鼻导管扣3分，未擦净患者鼻部扣2分	
	12. 安置患者：再次核对，协助患者取舒适卧位，整理床单位	6	缺一项扣2分	
	13. 卸表： （1）氧气筒：关闭总开关，放出余气后关闭流量开关，再卸表 （2）中心供氧：关流量开关，取下流量表	6	未卸表扣3分，关、卸顺序错误扣3分	
	14. 用物处理：取下湿化瓶，清理用物（重复使用的湿化瓶按消毒技术规范处理）	2	处理不正确扣2分	
	15. 准确记录：洗手，记录停氧时间	2	未洗手扣1分，未记录扣1分	
评价（8分）	1. 程序正确，动作规范，操作熟练，安全意识强 2. 调节氧流量准确，吸氧有效 3. 沟通恰当，指导正确，观察反应，满足需要	8	操作不熟练、程序有误扣2~4分，动作不轻稳扣2分，关心患者不够扣2分	
理论知识（4分）	吸氧法的注意事项	4	回答错误或不完整，酌情扣1~4分	
合计		100	扣分 最终得分	

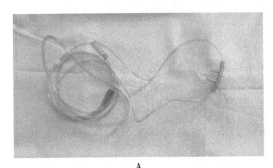

A

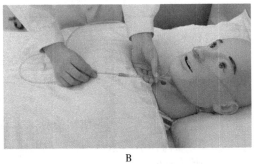

B

图4-3-3 双侧鼻导管给氧

【注意事项】

1. 用氧前，需检查氧气装置有无漏气，是否通畅。

2. 严守操作规程，注意用氧安全，做好"四防"，即防火、防震、防油、防热。氧气装置应离暖气1m以上，离火炉5m以上，以防引起燃烧。

3. 吸氧时，先调好流量，后插鼻导管；中途改变流量时，先分离鼻导管（鼻塞）与湿化瓶连接，调好流量后再接上；停用时，先取下导管，再关闭各个开关。

4. 常用湿化液为灭菌蒸馏水。急性肺水肿患者用20%～30%乙醇具有降低肺泡内泡沫的表面张力，使泡沫破裂、消散，改善肺部气体交换，减轻缺氧症状的作用。

5. 氧气筒内氧勿用尽，压力表至少要保留0.5MPa（5kg/cm^2），以免灰尘进入筒内，再充气时引起爆炸。对未用或已用空的氧气筒，应分别标"满"或"空"的标志，以免急救时搬错。

6. 用氧过程中应观察患者意识、呼吸、脉搏、血压情况，以及血气分析结果，判断用氧的疗效。

【操作反思】

_____

_____

_____

项目四　咽拭子标本的采集法

正常人咽峡部的口腔正常菌群是不致病的，但在机体抵抗力下降和其他外界因素共同作用下可出现感染而导致疾病发生。因此，咽拭子细菌培养能分离出致病菌，有助于白喉、化脓性扁桃体炎、急性咽喉炎等疾病的诊断。

【操作目的】

取咽部和扁桃体的分泌物做细菌培养或病毒分离，以协助诊断、治疗。

> **情境导入：**
>
> 患者李某，因"肺炎球菌肺炎"入院，经过问诊和查体发现患者咳嗽、无痰。遵医嘱采集患者咽拭子标本。护士需要完成以下任务。
>
> **任务目标：**
>
> 1. 执行医嘱，准备咽拭子标本采集用物，正确采集咽拭子标本。
>
> 2. 遵循标本采集原则。
>
> **任务实施：**
>
> 护士正确为患者采集咽拭子标本。

【操作准备】

1. 用物准备：具体如下。

（1）治疗车上层：一次性采样装置（或无菌咽拭子培养试管）、无菌生理盐水、压舌板、手电筒、检验申请单（或医嘱执行单）、标签或条形码、手消毒液、一次性手套、酒精灯和打火机（按需准备）。

（2）治疗车下层：生活垃圾桶、医疗垃圾桶。

2. 环境准备：整洁，安全，温、湿度适宜，宽敞，明亮。

3. 患者准备：明确操作目的，了解操作过程，积极配合操作。

4. 护士准备：着装整洁，修剪指甲，洗手，戴口罩。

【操作流程及评分标准】

咽拭子标本采集法的操作流程及评分标准见表4-4-1。

表4-4-1 咽拭子标本采集法的操作流程及评分标准

操作流程	操作步骤	分值	扣分项目	扣分
素质要求 （5分）	1. 仪表大方，沉着稳健	1	紧张、不自然扣1分	
	2. 报告姓名、操作项目，语言流畅	2	未报告扣2分，报告不全扣1分	
	3. 衣帽整洁，着装符合要求	2	着装不整洁扣1分，未修剪指甲扣1分	
评估 （8分）	1. 用物：备齐，将检验单附联贴于标本容器上	3	用物缺一项扣1分	
	2. 环境：整洁，安全，光线充足	1	未评估扣1分	
	3. 患者：病情、口腔黏膜、进食时间（避免餐后2小时内采集标本）、理解能力及配合程度	2	未评估扣2分，评估不全扣1分	
	4. 护士评估：洗手，戴口罩	2	未洗手扣1分，未戴口罩扣1分	
实施过程 （74分）	1. 贴标签或条形码：双人核对医嘱、检验申请单（或医嘱执行单）、标签（或条形码）及无菌咽拭子培养试管，无误后贴标签（或条形码）于无菌咽拭子培养试管外壁上	8	未双人核对扣4分，核对缺一项扣1分；未检查和贴标签（或条形码）各扣2分	
	2. 核对解释： （1）携用物至患者床旁，依据检验申请单（或医嘱执行单）查对患者的床号、姓名、住院号及腕带；核对检验申请单、无菌咽拭子培养试管及标签（或条形码）是否一致 （2）向患者及其家属说明标本采集的目的及配合方法	8	未核对患者扣4分，未核对标签扣2分 未解释说明扣2分	

续表

操作流程	操作步骤	分值	扣分项目	扣分
实施过程 (74分)	3. 采集标本： ▲鼻咽拭子 (1)请患者头部保持不动，去除鼻前孔中表面的分泌物	8	未嘱患者配合要点扣4分，未去除分泌物扣4分	
	(2)将拭子放入无菌生理盐水中润湿（口述：一次性采样拭子则不需要）	6	未湿润扣6分	
	(3)通过鼻腔轻柔、缓慢插入拭子至鼻咽部	8	采集部位不准确扣4分，动作粗、重扣4分	
	(4)当遇到阻力即到达后鼻咽后，停留数秒（一般15～30秒），吸取分泌物，轻轻旋转取出拭子，置于转运培养基中（口述：特殊感染提前通知实验室准备转运培养基）	16	未停留15～30秒扣8分，采集方法不当扣6分，未口述扣2分	
	(5)用于病毒学检验的拭子，将拭子头浸入病毒运送液，弃去尾部，旋紧管盖；用于细菌学检验的拭子，插回采样装置或适宜的转运装置中	10	未旋紧管盖扣3分，未立即送检扣4分，操作不当扣3分	
	▲口咽拭子 (1)请患者坐下，头后倾，张大嘴，去除鼻前孔中表面的分泌物	8	未嘱患者配合要点扣4分，未去除分泌物扣4分	
	(2)采样者用压舌板固定患者的舌头，用涤纶或藻酸钙拭子放入无菌生理盐水中润湿后，越过舌根到咽后壁及扁桃体隐窝、侧壁等处，反复擦拭3～5次，收集黏膜细胞	20	插入深度不足扣6分，采样部位不当扣6分，未反复擦拭扣4分，采集手法不当扣4分	
	(3)轻轻取出拭子，避免触及舌头、悬雍垂、口腔黏膜和唾液	10	采样拭子被污染扣10分	
	(4)将拭子插回采样装置中或适宜的转运装置中	10	拭子触碰装置口扣5分，未立即插回扣5分	
	4. 整理记录： (1)协助患者取舒适体位 (2)洗手，记录 (3)将咽拭子连同检验单及时送检 (4)按常规消毒处理用物	10	未协助卧位舒适扣2分 未洗手、记录各扣2分 未正确送检扣2分 未消毒处理用物扣2分	

续表

操作流程	操作步骤	分值	扣分项目	扣分
评价 （10分）	1. 操作规范、熟练	10	程序有误扣3分	
	2. 严格遵守无菌操作原则，标本无污染		无菌观念不强或标本被污染扣4分	
	3. 体现人文关怀；患者/家属知晓告知事项，对服务满意		人文关怀欠缺、告知不到位扣3分	
理论知识 （3分）	咽拭子标本采集法的注意事项	3	回答错误或不完整扣1~3分	
合计		100	扣分	
			最终得分	

【注意事项】

1. 最好在应用抗生素之前采集标本。
2. 避免交叉感染。
3. 采集真菌标本时，需在口腔溃疡面上采集分泌物，避免接触正常组织；应用无菌盐水湿润的拭子清洁溃疡表面，弃去，再用第二根拭子自炎症区域擦拭并停留3~5秒，取样于咽拭子培养试管中送检。
4. 注意无菌长棉签不要触及其他部位，防止污染标本，影响检验结果。
5. 避免在进食后2小时内留取标本，以防呕吐。

【操作反思】

项目五　雾化吸入法

雾化吸入法是应用不同的雾化装置将药液分散成细小的雾滴，经鼻或口吸入呼吸道，达到预防和治疗疾病的目的。吸入药物除了对呼吸道局部产生作用外，还可通过肺组织吸收而产生全身性疗效。雾化吸入用药具有奏效较快、药物用量较小、不良反应较轻的优点，临床应用广泛。本项目主要介绍超声雾化吸入法、氧气（射流）雾化吸入法。

一、超声雾化吸入法

超声雾化吸入法是应用超声波将药液转化为细微的气雾,由呼吸道吸入,以预防和治疗呼吸道疾病的方法。

【操作目的】

1. 湿化气道:常用于呼吸道湿化不足、痰液黏稠、气道不畅者,也可作为气管切开术后常规治疗手段。

2. 预防和控制呼吸道感染:常用于咽喉炎、支气管扩张、肺炎、肺脓肿、肺结核,以及胸部手术前、后的患者。

3. 改善通气:解除支气管痉挛,保持呼吸道通畅,常用于支气管哮喘等患者。

4. 化痰镇咳:减轻呼吸道黏膜水肿,稀释痰液,帮助化痰。

> **情境导入:**
> 李某,男,66岁,患老年慢性支气管炎,痰液黏稠、不易咳出。为帮助患者化痰,医嘱给予患者雾化吸入。护士需要完成以下任务。
> **任务目标:**
> 1. 执行医嘱准备雾化吸入用物,正确实施雾化吸入。
> 2. 严格遵照医嘱,规范操作,方法正确,动作轻巧。
> **任务实施:**
> 护士为患者准备雾化吸入用物,遵医嘱进行雾化吸入。

【操作准备】

1. 用物准备:流动水洗手设施、清洁剂、干手设施,必要时备干手消毒剂。

(1)治疗车上层:超声雾化吸入器一套(图4-5-1),治疗盘内放置药液(按医嘱备)、冷蒸馏水、水温计、50mL注射器、弯盘、纸巾、治疗巾(按需准备)。

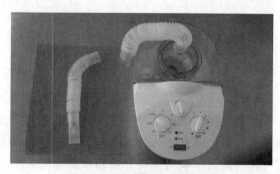

图4-5-1 超声雾化吸入器

(2)治疗车下层:锐器盒、医疗垃圾桶、生活垃圾桶。

2. 环境准备：整洁，安静，舒适，安全，室内温、湿度适宜。
3. 患者准备：明确操作目的，了解操作过程，积极配合操作。
4. 护士准备：着装整洁，修剪指甲，洗手，戴口罩。

【操作流程及评分标准】

超声雾化吸入法的操作流程及评分标准见表4-5-1。

表4-5-1 超声雾化吸入法的操作流程及评分标准

操作流程	操作步骤	分值	扣分项目	扣分
素质要求 （5分）	1. 仪表大方，沉着稳健	1	紧张、不自然扣1分	
	2. 报告姓名、操作项目，语言流畅	2	未报告扣2分，报告不全扣1~2分	
	3. 衣帽整洁，着装符合要求，指甲已修剪	2	着装不整洁或未修剪指甲各扣1分	
评估 （8分）	1. 用物：齐全，部件完好，能顺利完成操作	3	用物不全，缺一项扣1分	
	2. 环境：整洁，安静，光线，温度、湿度适宜	1	环境不当扣1分	
	3. 患者：病情、意识、治疗情况、心理状态及合作程度	2	未评估患者扣2分，评估不全扣1分	
	4. 护士：洗手，戴口罩	2	未洗手、未戴口罩各扣1分	
实施过程 （77分）	1. 检查设备：检查雾化吸入器各部件是否完好	4	未检查扣4分	
	2. 连接装置：将雾化器主机与各附件连接，选择口含嘴（面罩）	4	未连接完好扣4分	
	3. 向水槽加水：向水槽内加入冷蒸馏水250mL，水量应浸没雾化罐底部的透声膜	10	加水量不当扣5分，未测水温扣5分	
	4. 罐内加药：将药液稀释至30~50mL，加入雾化罐内，将雾化罐放入水槽，盖紧水槽盖	8	加药方法不当扣3分，药量稀释不当扣3分，水槽盖未盖紧扣2分	
	5. 核对解释：携用物至患者床旁，辨识患者并做好解释，协助患者取舒适卧位（口述），铺治疗巾于患者颔下，嘱其漱口	10	未核对扣4分，未解释扣2分，卧位不当扣2分，未铺巾扣1分，未漱口扣1分	
	6. 开机调节：接通电源，打开电源开关，预热3~5分钟，再打开定时开关设定雾化时间（口述），打开雾化调节旋钮，调节雾量	8	开机顺序不当扣4分，调节不当扣2~4分	

续表

操作流程	操作步骤	分值	扣分项目	扣分
实施过程（77分）	7. 二次核对患者和药液	4	未核对扣4分，核对不全扣1~4分	
	8. 雾化吸入：当气雾喷出时，将口含嘴放入患者口中，嘱其紧闭嘴唇，用口深吸气、鼻呼气，反复如此，直至药液吸完	10	未指导患者吸入方法扣4分，吸入方式不当扣6分	
	9. 巡视观察：观察患者治疗及装置水量、水槽水温情况（口述）	4	未观察扣4分，观察不到位扣2分	
	10. 结束雾化：治疗毕，取下口含嘴，先关雾化开关，再关电源开关；再次核对	8	关机顺序不当扣6分，未再次核对扣2分	
	11. 整理记录：协助患者清洁口腔，擦净面部，安置舒适卧位；放掉水槽内的水并擦干，将雾化罐、螺纹管、口含嘴浸泡于消毒液内1小时；洗手，记录雾化情况、患者反应及效果	7	缺失一项扣1分	
评价（6分）	1. 遵循标准预防、消毒隔离原则	2	缺失一项扣2分，操作不到位酌情扣分	
	2. 操作规范、熟练、安全，达到预期目的	2		
	3. 沟通流畅，体现人文关怀，患者满意	2		
理论知识（4分）	超声雾化吸入的注意事项	4	回答错误或不完整扣1~4分	
合计		100	扣分	
			最终得分	

【注意事项】

1. 治疗前，应检查机器各部件，确保其性能良好，机器各部件型号一致，连接正确；使用雾化器后，及时消毒雾化管道，防止发生感染。

2. 在使用过程中，水槽内要始终维持有足够量的冷蒸馏水，水温不宜超过50℃，否则应关机更换冷蒸馏水；连续使用时，中间需间隔30分钟。

3. 水槽底部的晶体换能器和雾化罐底部的透声膜薄而质脆、易损坏，在操作及清洗过程中应注意保护。

4. 治疗过程中需添加药液时，可直接从盖上小孔中添加，不必关机。

【操作反思】

_____
_____
_____

二、氧气雾化吸入法

氧气雾化吸入法是以压缩空气或氧气为驱动力,利用高速运动气体,破坏药液表面张力,使药液形成雾状,随吸气进入呼吸道的方法,也称射流雾化吸入法。

【操作目的】

1. 改善通气功能,解除支气管痉挛。
2. 预防控制感染,尤其适用于下呼吸道病变或感染。
3. 化痰镇咳,适用于气道分泌物较多的患者。

> 情境导入:
> 　　患者,女,82岁,患慢性支气管炎20余年,近期发作,出现咳嗽、咳痰、喘息,精神状态较差。医嘱予以氧气雾化吸入治疗。护士需要完成以下任务。
> 　　任务目标:
> 　　1. 执行医嘱,准备雾化吸入药物和用物,正确实施雾化吸入。
> 　　2. 严格遵照医嘱,规范操作,方法正确,动作轻巧。
> 　　任务实施:
> 　　1. 护士为患者准备氧气雾化吸入用物,遵医嘱核对药液和患者。
> 　　2. 为患者进行雾化吸入,保证患者舒适与安全。

【操作准备】

1. 用物准备:流动水洗手设施、清洁剂、干手设施,必要时备干手消毒剂。

（1）治疗车上层:治疗盘内放置射流雾化吸入器、药液（按医嘱备）、弯盘、10mL注射器、纸巾,供氧装置一套(湿化瓶内勿盛水)。

（2）治疗车下层:锐器盒、医疗垃圾桶、生活垃圾桶。

2. 环境准备:整洁,安静,舒适,安全,室内温、湿度适宜,氧气放置安全,远离火源。

3. 患者准备:明确操作目的,了解操作过程,积极配合操作。

4. 护士准备:着装整洁,修剪指甲,洗手,戴口罩。

【操作流程及评分标准】

氧气雾化吸入法的操作流程及评分标准见表4-5-2。

表 4-5-2 氧气雾化吸入法的操作流程及评分标准

操作流程	操作步骤	分值	扣分项目	扣分
素质要求（5分）	1. 仪表大方，沉着稳健	1	紧张、不自然扣1分	
	2. 报告姓名、操作项目，语言流畅	2	未报告扣2分，报告不全扣1分	
	3. 衣帽整洁，着装符合要求，指甲已修剪	2	着装不整洁扣1分，未修剪指甲扣1分	
评估（8分）	1. 用物：充分，部件完好，能顺利完成操作	3	用物不全，缺一项扣1分	
	2. 环境：整洁，安静，光线及温、湿度适宜，安全	1	环境不当扣1分	
	3. 患者：病情、意识、治疗情况、心理状态及合作程度、体位	2	未评估患者扣2分，评估不全扣1分	
	4. 护士：洗手，戴口罩	2	未洗手、未戴口罩各扣1分	
实施过程（78分）	1. 核对解释：携用物至患者床旁，辨识患者并做好解释，嘱患者取坐位或半坐位，铺治疗巾于其颌下，并嘱其漱口	12	未核对患者扣4分，未解释扣3分，体位不当扣2分，未铺巾扣1分，未漱口扣2分	
	2. 准备药液：遵医嘱核对药物，并按比例稀释药液，注入雾化器的药杯内	8	未核对药物扣4分，未稀释扣4分	
	3. 连接氧气：将雾化器的进气口与氧气装置的输出口连接	10	连接不紧密扣5分，氧气湿化瓶内装水扣5分	
	4. 再次核对药物和患者	6	未核对扣6分，核对不全扣3分	
	5. 调节氧流量：6~8L/min	5	氧流量不正确扣5分	
	6. 雾化吸入：嘱患者手持雾化器（与地面垂直），将口含嘴放入口中；紧闭双唇深吸气，用鼻呼气，如此反复，直至药液吸完	12	未指导患者雾化器使用扣5分，药液倾斜流出扣2~3分，吸入方法不正确扣4分	
	7. 再次核对药物和患者	6	未核对扣6分，核对不全扣3分	
	8. 结束雾化：先取下雾化器，再关氧气开关	10	顺序错误扣5分，未关氧气开关扣5分	
	9. 整理：协助患者清洁口腔，擦净面部，安置舒适卧位；整理床单位；将口含嘴、雾化器等一并浸泡消毒1小时	5	缺失一项扣1分	
	10. 洗手，记录	4	未洗手扣2分，未记录或记录不全扣1~2分	

续表

操作流程	操作步骤	分值	扣分项目	扣分
评价 （6分）	1. 遵循标准预防、消毒隔离原则	2	缺失一项扣2分，操作不到位酌情扣分	
	2. 操作规范、熟练、安全，达到预期目的	2		
	3. 沟通流畅，体现人文关怀，患者满意	2		
理论知识 （3分）	氧气雾化吸入的注意事项	3	回答错误或不完整扣1~3分	
合计		100	扣分	
			最终得分	

【注意事项】

1. 正确使用供氧装置，操作时严禁接触烟火和易燃品，须注意用氧安全。雾化时，氧流量不可过大，以免损坏雾化器。

2. 氧气湿化瓶内勿盛水，以免湿化瓶内液体进入雾化器而使药液稀释，影响疗效。

3. 雾化过程中如患者感到疲劳，可关闭氧气停止雾化，适时再行吸入。

【操作反思】

（段思柳　马　星　尼春萍）

模块五　常用冷疗及热疗技术

项目一　冷湿敷

冷湿敷是将冷湿敷布或毛巾敷于前额或患处，定时更换，持续冷敷不超过20分钟。其主要目的是促使局部血管收缩，控制小血管出血和减轻疼痛，以达到消肿止痛的效果；若为高热患者，则敷于前额部，达到降温的目的。

【操作目的】

止血、消炎、消肿、止痛，为高热患者降温。

> **情境导入：**
>
> 　　患者，女，75岁，因高血压入院治疗，生活可以自理。今晨下床时不慎被床旁椅绊倒，致右脚踝扭伤，其他部位无异常。护士检查后发现其右脚踝局部红肿、疼痛、无伤口。为减轻患者不适，护士需要完成以下任务。
>
> **任务目标：**
> 1. 为患者讲解冷湿敷的配合要点及注意事项。
> 2. 为患者进行冷湿敷。
> 3. 患者因疼痛出现焦虑情绪，护士在操作过程中应做好心理护理。
>
> **任务实施：**
> 1. 护士遵医嘱为患者准备冷湿敷用物，实施患部冷湿敷。
> 2. 注意和患者沟通，观察其反应，及时消除患者的紧张焦虑情绪。

【操作准备】

1. 用物准备：具体如下。

(1)治疗车上层：治疗盘内备一次性治疗巾1块、敷布2块、纱布、凡士林、手套，治疗盘外备手消毒液、盛放冰水的容器。

(2)治疗车下层：污水桶、生活垃圾桶、医疗垃圾桶。

2. 环境准备：清洁、宽敞。

3. 患者准备：了解冷湿敷的目的、方法和注意事项，并配合操作。

4. 护士准备：着装整洁，修剪指甲，洗手，戴口罩。

【操作流程及评分标准】

冷湿敷的操作流程及评分标准见表 5-1-1。

表 5-1-1 冷湿敷的操作流程及评分标准

操作流程	操作步骤	分值	扣分项目	扣分
素质要求 (5分)	1. 仪表大方，沉着稳健	1	紧张、不自然扣1分	
	2. 报告姓名、操作项目，语言流畅	2	未报告扣2分	
	3. 衣帽整洁，着装符合要求，指甲已修剪	2	着装不整洁扣1分，未修剪指甲扣1分	
评估 (10分)	1. 用物：齐全，能顺利完成操作	2	用物缺一项或不符合要求各扣1分	
	2. 环境：安静整洁，温、湿度适宜，酌情关闭门窗，必要时用床帘遮挡	2	环境不符合要求扣1~2分	
	3. 患者：年龄、意识状态、病情程度、体温、局部皮肤情况、活动能力、受伤经过、合作程度、治疗情况、心理状态及是否存在禁忌证（如感觉障碍、慢性炎症、组织破损和血液循环不良等）	4	评估不完整，酌情扣1~4分	
	4. 护士：洗手，戴口罩	2	未洗手或洗手不规范扣1分，未戴口罩扣1分	
实施过程 (71分)	1. 核对解释： (1) 携用物至患者床前，核对患者床号、姓名、腕带及住院号 (2) 解释冷湿敷的目的、过程、注意事项和配合方法	4	未核对扣2分，核对项目不全扣1分 未解释扣2分，解释不扣1分	
	2. 患者准备： (1) 将患者移至病床上，并取舒适体位，将右脚踝下垫软枕抬高制动，注意保护患处，防止二次受伤 (2) 暴露患处，在冷湿敷部位下垫一次性治疗巾，将凡士林涂抹于受敷部位，并将单层纱布盖于患处，注意凡士林涂抹范围应略大于患处	20	未注意防护扣5分，未抬高患肢扣5分 未垫治疗巾扣5分，凡士林涂抹范围不足扣5分	

续表

操作流程	操作步骤	分值	扣分项目	扣分
实施过程（71分）	3. 冷敷： （1）戴一次性手套，将折叠好的敷布浸入冰水盆中，敷布应浸透，捞起敷布并拧至不滴水 （2）打开敷布，将敷布敷于患处 （3）为确保冷敷效果，防止继发效应，3~5分钟更换一次敷布，持续15~20分钟（口述）	12 5 5	未戴手套扣4分，未完全浸透扣4分，未拧至不滴水扣4分 未敷于患处扣5分 未口述扣5分，口述不全扣2~5分	
	4. 观察：局部皮肤变化及患者反应，注意与患者有效交流	5	未观察扣5分，观察不全扣1~5分	
	5. 操作后处理： （1）擦干冷敷部位，擦掉凡士林，脱去手套；协助患者取舒适体位，整理床单位，再次核对 （2）处理用物	15	未擦干扣3分，未脱手套扣3分，未协助患者取舒适卧位扣2分，未核对扣4分 未正确处理用物扣3分	
	6. 洗手，记录：记录冷湿敷的部位、效果、局部反应、时间及患者反应	5	未洗手或洗手不规范扣2分，未记录或记录不全扣2~3分	
评价（8分）	1. 操作正确、规范、熟练	3	操作不正确、不规范、不熟练扣3分	
	2. 有效沟通、指导，观察患者反应，满足其需要	4	沟通、指导不到位扣2分，未观察反应扣2分	
	3. 完成时间：10分钟（从核对解释至洗手记录结束）	1	每超时1分钟扣1分	
理论知识（6分）	冷疗法的禁忌及禁忌部位	6	回答错误扣6分，回答不完整酌情扣1~6分	
合计		100	扣分 最终得分	

【注意事项】

1. 注意观察局部皮肤情况及患者反应。

2. 检查湿敷情况，敷布湿度得当，注意及时更换敷布。如冷湿敷部位为开放性伤口，应严格按无菌操作原则处理伤口。

3. 若为高热患者降温，则将敷布敷于前额部，使用冷湿敷30分钟后应测量体温，并将体温记录在体温单上。

【操作反思】

_____

_____

_____

项目二　热湿敷

热湿敷是一种物理治疗方式，一般可利用热毛巾、暖袋（将热水袋以湿毛巾包裹）直接敷治患处，具有扩张血管、改善局部血液循环、促进局部代谢、缓解肌肉痉挛、促进炎症及瘀血吸收的作用。

【操作目的】

解痉、消炎、消肿、止痛。

> 情境导入：
> 　　患者，男，80岁，因高血压入院治疗，生活可以自理。3天前，患者早起下床时不慎被床旁椅绊倒，致右脚踝扭伤，其他部位无异常。医生检查后发现患者伤处皮肤发红、无破损，触之有压痛。次日晨医生查房发现该患者患处脚踝自觉疼痛，伴青紫、肿胀，嘱护士于伤后48小时给予患者热湿敷。为减轻患者不适，护士需要完成以下任务。
> 　　任务目标：
> 　　1. 为患者进行热湿敷。
> 　　2. 为患者及家属讲解热湿敷的注意事项。
> 　　3. 患者因疼痛出现焦虑情绪，护士在操作过程中应做好其心理护理。
> 　　任务实施：
> 　　1. 护士遵医嘱为患者准备热湿敷用物，实施患部热湿敷。
> 　　2. 注意和患者沟通，观察其反应，消除患者的紧张焦虑情绪。

【操作准备】

1. 用物准备：具体如下。

（1）治疗车上层：治疗盘内备一次性治疗巾1块、大于患处面积的敷布2块、手套、棉垫、凡士林、纱布、水温计，治疗盘外备热水瓶、手消毒液及水盆（内盛50~60℃热水）；必要时备换药用物、热水袋、大毛巾等。

（2）治疗车下层：污水桶、生活垃圾桶、医疗垃圾桶。

2. 环境准备：清洁，宽敞。
3. 患者准备：了解热湿敷的目的、方法和注意事项，并配合操作。
4. 护士准备：着装整洁，修剪指甲，洗手，戴口罩。

【操作流程及评分标准】

热湿敷的操作流程及评分标准见表 5-2-1。

表 5-2-1 热湿敷的操作流程及评分标准

操作流程	操作步骤	分值	扣分项目	扣分
素质要求（5分）	1. 仪表大方，沉着稳健	1	紧张、不自然扣1分	
	2. 报告姓名、操作项目，语言流畅	2	未报告扣2分，报告不全或不流畅扣1分	
	3. 衣帽整洁，着装符合要求，指甲已修剪	2	着装不整洁扣1分，未修剪指甲扣1分	
评估（10分）	1. 用物：齐全，能顺利完成操作	2	用物缺一项或不符合要求各扣1分	
	2. 环境：安静整洁，温、湿度适宜，酌情关闭门窗	2	环境不符合要求扣1~2分	
	3. 患者：年龄、意识状态、病情严重程度、局部皮肤情况、活动能力、摔伤经过、合作程度、治疗情况、心理状态及是否存在禁忌证（如组织破损、糖尿病、瘫痪、肾炎等局部血液循环不良或感觉障碍等）	4	评估不完整酌情扣1~4分	
	4. 护士：着装整洁，洗手，戴口罩	2	未洗手或洗手不规范扣1分，未戴口罩扣1分	
实施过程（72分）	1. 核对解释： （1）携用物至患者床前，核对患者床号、姓名、腕带及住院号 （2）解释湿热敷的目的、过程和配合方法	4	未核对扣2分，核对项目不全扣1分 未解释扣2分，解释不全扣1分	
	2. 患者准备：核对患者后，将患者移至床上，并取舒适体位，暴露右脚踝，在热湿敷部位下垫一次性治疗巾，将凡士林涂抹于受敷部位，凡士林涂抹范围应略大于患处，并将单层纱布盖于患处，注意保护皮肤及床单位。必要时用屏风或床帘遮挡，保护患者隐私	20	未取舒适体位扣2分，未垫治疗巾扣5分，未注意防护扣3分，凡士林涂抹范围不足扣5分，未盖纱布扣3分，未注意保护隐私扣2分	

续表

操作流程	操作步骤	分值	扣分项目	扣分
实施过程（72分）	3. 热湿敷： (1)戴手套,将折叠好的敷布浸入热水(水温50~60℃)中后拧至不滴水,敷布应浸透,放于手腕内侧试温,以不烫手为宜,操作期间注意维持水温;若患者感觉过热,可掀起敷布一角散热	12	未戴手套扣2分,未完全浸透扣3分,未拧至不滴水扣4分,未试温扣3分	
	(2)展开敷布敷于患处,并将棉垫盖于敷布上,防止散热过快;如果热敷部位有伤口,须按无菌技术处理伤口(口述)	7	未敷于患处扣3分,未盖棉垫扣2分,未口述伤口处理扣2分	
	(3)为确保热湿敷效果,防止继发效应,每3~5分钟更换一次敷布,持续15~20分钟(口述)	4	未口述更换敷布时间扣4分,口述不全扣1~4分	
	4. 观察：严密观察局部皮肤情况、全身情况、热湿敷效果及患者反应,注意与患者有效交流,防止烫伤	5	未观察扣5分,观察不全扣1~5分	
	5. 操作后处理： (1)擦干热湿敷部位的水分及凡士林,热湿敷部位皮肤长时间处于湿热气中易破损,故勿用摩擦方法擦干	15	未擦干或擦干方法不当扣3~5分	
	(2)脱去手套,协助患者取舒适体位,整理床单位,再次核对		未脱手套扣2分,未协助患者取舒适卧位扣2分,未整理床单位扣2分,未再次核对扣2分	
	(3)处理用物		未正确处理用物扣2分	
	6. 洗手,记录：记录热湿敷的部位、效果、局部反应、时间及患者反应,便于评价	5	未洗手或洗手不规范扣2分,未记录或记录不全扣1~3分	
评价（8分）	1. 操作正确、规范、熟练,患者无不适症状	3	操作不正确、不规范、不熟练扣1~3分	
	2. 有效沟通、指导,观察患者反应,满足其需要	3	沟通、指导不到位扣2分,未观察患者反应扣1分	
	3. 完成时间：10分钟(从核对解释至洗手记录结束)	2	每超时1分钟扣2分	
理论知识（5分）	1. 热湿敷的目的	2	回答错误或不完整扣1~2分	
	2. 热湿敷的注意事项	3	回答错误或不完整扣1~3分	
合计		100	扣分	
			最终得分	

【注意事项】

1. 若热湿敷部位可以承受压力，可将热水袋放于敷布上再盖以大毛巾维持温度。
2. 面部热湿敷者，应于室内停留30分钟后方可外出，以防感冒。

【操作反思】

_____

_____

_____

项目三　温水拭浴

温水拭浴是一种用低于患者皮肤温度的温水进行擦浴，通过传导与蒸发的物理作用，为高热患者降温的方法。

【操作目的】

为高热患者进行降温。

> **情境导入：**
> 　　患儿，女，7岁，1周前出现低热、咳嗽，今晨因高热急诊入院，初步诊断为"急性肺炎"。查体：患儿面色潮红，皮肤灼热，精神萎靡，尿量减少。体温39.8℃，脉搏112次/分，呼吸22次/分。为减轻患儿不适，护士需要完成以下任务。
> **任务目标：**
> 　　1. 为患儿进行温水拭浴。
> 　　2. 为患儿及其家属讲解温水拭浴的注意事项。
> 　　3. 患儿因初次入院，出现焦虑情绪，护士在操作过程中应做好其心理护理。
> **任务实施：**
> 　　1. 护士遵医嘱为患儿准备拭浴用物，实施温水拭浴。
> 　　2. 密切观察患儿病情，安慰患儿，及时减轻其不适。

【操作准备】

1. 用物准备：具体如下。

（1）治疗车上层：治疗盘内备大毛巾、小毛巾、冰袋及套（图5-3-1）、热水袋及套（5-3-2）、衣裤1套，治疗盘外备暖瓶1个、水盆（内盛2/3满32~34℃温水）、手消毒液。

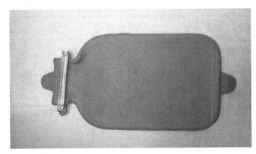 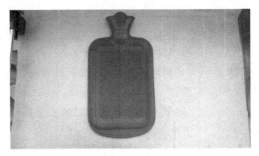

图 5-3-1 冰袋　　　　　　　　图 5-3-2 热水袋

（2）治疗车下层：污水桶、便盆、生活垃圾桶、医疗垃圾桶。

2. 环境准备：整洁，室温适宜，光线充足；关闭门窗，必要时用屏风或床帘遮挡。

3. 患者准备：明确操作目的，了解操作过程，积极配合操作，取舒适体位，按需排尿。

4. 护士准备：着装整洁，修剪指甲，洗手，戴口罩。

【操作流程及评分标准】

温水拭浴的操作流程及评分标准见表 5-3-1。

表 5-3-1　温水拭浴的操作流程及评分标准

操作流程	操作步骤	分值	扣分项目	扣分
素质要求（5分）	1. 仪表大方，沉着稳健	1	紧张、不自然扣1分	
	2. 报告姓名、操作项目，语言流畅	2	未报告扣2分，报告不全或不流畅扣1分	
	3. 衣帽整洁，着装符合要求，指甲已修剪	2	着装不整洁扣1分，未修剪指甲扣1分	
评估（10分）	1. 用物：齐全，能顺利完成操作	2	用物缺一项或不符合要求各扣1分	
	2. 环境：安静整洁，光线充足，温、湿度适宜，关闭门窗，用床帘或屏风遮挡患者	2	环境不符合要求扣1~2分	
	3. 患者：年龄、临床诊断、病情、治疗情况、体温、意识、循环状况、活动能力、皮肤状况、有无感觉障碍、合作程度及心理状态	4	未评估扣4分，评估不全酌情扣1~4分	
	4. 护士：着装整洁、洗手，戴口罩	2	未洗手或洗手不规范扣1分，未戴口罩扣1分	

续表

操作流程	操作步骤	分值	扣分项目	扣分
实施过程（75分）	1. 核对解释： (1)携用物至患者床前，核对患者床号、姓名、腕带及住院号 (2)解释温水拭浴的目的、过程和配合方法	4	未核对扣2分，核对项目不全扣1分 未解释扣2分，解释不全扣1分	
	2. 患者准备： (1)操作前，协助患者排空大小便（口述） (2)将床尾盖被松解开，并协助患者脱去上衣 (3)将冰袋套布袋置于患者头顶部，以利于降温，并防止拭浴过程中头部充血所致头痛，再将热水袋套布袋置于足底部，促进足底血管扩张而减轻头部充血	8	未口述扣2分 未松开盖被扣1分，脱衣顺序不当扣1分 未置冰袋扣2分，未置热水袋扣2分	
	3. 全身拭浴： (1)拭浴方法：将大毛巾垫于拭浴部位下，并将小毛巾浸入温水中，浸透后再拧至半干，缠于手上，呈手套状，以离心方向擦拭（轻拍）。为保证拭浴温度，每擦拭一个部位更换一次小毛巾 (2)拭浴顺序和时间：	12	未垫大毛巾于拭浴部位下扣2分，小毛巾滴水扣2分，小毛巾未缠成手套状扣2分，擦拭方法错误扣5分，未及时更换小毛巾扣1分	
	1)双上肢：协助患者取仰卧位，依次由近侧颈部、肩、手臂外侧擦拭到手背，再依次由侧胸、腋下、上臂内侧、肘窝、前臂内侧擦拭到手心；以同法擦拭对侧，每侧3分钟。擦毕，用大毛巾擦干皮肤，擦至腋窝、肘窝、手心处时稍用力并延长停留时间	11	擦拭顺序错误扣2分，漏擦一侧扣5分，擦毕未用大毛巾擦干扣2分，未延长停留时间扣2分	
	2)腰背部：协助患者侧卧，下垫大毛巾，顺序为颈肩部、背部、臀部；擦毕，更换上衣	7	未协助卧位扣2分，未垫大毛巾扣2分，穿衣方法错误扣3分	
	3)双下肢：协助患者仰卧，脱裤，下垫大毛巾，用同样手法擦拭，顺序依次为髋骨、下肢外侧、足背、腹股沟、大腿内侧、内踝、臀下、大腿后侧、腘窝、足跟。擦拭完毕，用大毛巾擦干皮肤。每侧肢体擦拭3分钟。以同法擦拭对侧，更换裤子	16	未协助卧位扣2分，未垫大毛巾扣2分，擦拭顺序错误扣2分，拭浴时间过长扣3分，漏擦一侧扣5分，穿裤子方法错误扣2分	
	4)腹股沟、腘窝等大血管处可稍用力并适当延长擦拭时间，以促进散热（口述）	2	大血管处未稍用力或延长停留时间扣2分	

续表

操作流程	操作步骤	分值	扣分项目	扣分
实施过程 （75分）	4. 观察：患者局部皮肤变化、患者反应及病情变化，注意与患者有效交流。出现异常时，应停止拭浴，及时处理	3	未观察或询问患者反应扣3分，观察不全扣1~3分	
	5. 操作后处理： (1)取下热水袋，协助患者取舒适体位，整理床单位，再次核对 (2)处理用物 (3)操作后30分钟测体温并记录，若在39℃以下，应取下头部冰袋（口述）	10	未取下热水袋扣2分，未协助取舒适卧位扣1分，未核对扣2分 未处理用物扣1分 未测温扣2分，未取下冰袋扣2分	
	6. 洗手，记录：记录拭浴时间、局部反应、效果及患者反应	2	未洗手或洗手不规范扣1分，未记录扣1分	
评价 （6分）	1. 操作正确、规范、熟练	4	不规范、不熟练扣2~4分	
	2. 有效沟通，观察患者反应，满足患者需要	1	沟通、观察不到位扣1分	
	3. 完成时间：18分钟（从核对解释至洗手记录结束）	1	每超时1分钟扣1分	
理论知识 （4分）	1. 温水拭浴水的温度	2	回答错误或不完整扣1~2分	
	2. 温水拭浴的目的	2	回答错误或不完整扣1~2分	
合计		100	扣分	
			最终得分	

【注意事项】

1. 为防止继发效应，温水拭浴时间应不超过20分钟。

2. 胸前区、后颈、腹部、足底等部位对冷刺激较敏感，为防止不良反应发生，应禁忌拭浴。

3. 拭浴时，应以拍拭的方法擦拭，避免用摩擦方式，防止摩擦生热。

【操作反思】

（姚瑶瑶　尼春萍）

模块六　排泄护理技术

项目一　灌肠法

灌肠法是将一定量的液体由肛门经直肠灌入结肠，以帮助患者清洁肠道、排便、排气或由肠道供给药物或营养，达到确定诊断和治疗目的的方法。根据灌肠的目的可分为保留灌肠和不保留灌肠；根据灌入的液体量又将不保留灌肠分为大量不保留灌肠和小量不保留灌肠。

一、大量不保留灌肠

【操作目的】

1. 解除便秘、肠胀气。
2. 清洁肠道：为肠道手术、检查或分娩做准备。
3. 减轻中毒：稀释并清除肠道内的有害物质。
4. 降低温度：灌入低温液体，为高热患者降温。

> **情境导入：**
>
> 患者，男，66岁，主诉腹胀、腹痛，在无明显诱因下近4天未解大便，偶有少量排气，其间饮食正常，既往有高血压病史，触诊腹部较硬实且紧张，可触及包块，肛诊可触及粪块。医嘱：0.1%~0.2%肥皂水800mL，灌肠1次。护士需要完成以下任务。
>
> **任务目标：**
> 1. 分析患者便秘的原因，采取护理措施，解决患者的问题。
> 2. 根据病情规范完成大量不保留灌肠的操作技术。
>
> **任务实施：**
> 1. 护士遵医嘱为患者准备灌肠用物，实施大量不保留灌肠术。
> 2. 操作中尊重、关爱患者，保护患者隐私，确保患者安全、舒适。

【操作准备】

1. 用物准备：具体如下。

（1）治疗车上层：一次性灌肠包（包内有灌肠筒/袋、引流管、肛管一套、孔巾、垫巾、纸巾数张、手套）（图6-1-1）、医嘱执行本、弯盘、水温计、手消毒液，以及根据医嘱准备的灌肠液。

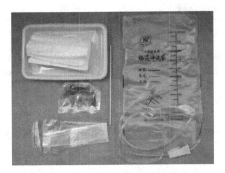

图 6-1-1　一次性灌肠包

(2)治疗车下层：便盆、便盆巾、生活垃圾桶、医疗垃圾桶。
(3)其他：输液架，根据需要备屏风。
(4)灌肠溶液：遵医嘱准备 0.1%~0.2% 肥皂水，溶液温度为 39~41℃。
2. 环境准备：整洁，室温适宜，光线充足；关闭门窗，必要时屏风或床帘遮挡。
3. 患者准备：①了解灌肠的目的、方法和注意事项，并配合操作。②排尿。
4. 护士准备：着装整洁，修剪指甲，洗手，戴口罩。

【操作流程及评分标准】

大量不保留灌肠法的操作流程及评分标准见表 6-1-1。

表 6-1-1　大量不保留灌肠法的操作流程及评分标准

操作流程	操作步骤	分值	扣分项目	扣分
素质要求 (5分)	1. 仪表大方，沉着稳健	1	紧张、不自然扣1分	
	2. 报告姓名、操作项目，语言流畅	2	未报告扣2分，报告不全扣1分	
	3. 衣帽整洁，着装符合要求，指甲已修剪	2	着装不整洁扣1分，未修剪指甲扣1分	
评估 (8分)	1. 用物：充分，能顺利完成操作	2	用物不全扣1~2分	
	2. 环境：光线明亮，有屏风遮挡、宽敞、安全，符合操作要求	2	未关闭门窗扣1分，未遮挡扣1分	
	3. 患者：病情、意识状态、肛门皮肤黏膜情况、理解配合能力、有无禁忌证	2	未评估扣2分，评估不全扣1~2分	
	4. 护士：仪表、洗手规范	2	未洗手或未戴口罩各扣1分	
实施过程 (75分)	1. 核对解释： (1)携用物至患者床前，核对患者床号、姓名、腕带、住院号及灌肠溶液 (2)解释灌肠目的、过程和配合方法	8	未核对扣4分；核对项目不全，缺一项扣1分 未解释扣4分；解释不全，缺一项扣1分	

续表

操作流程	操作步骤	分值	扣分项目	扣分
实施过程 (75分)	2. 摆体位、铺垫巾： (1)协助患者取左侧卧位，将双膝屈曲，褪裤至膝部，臀部移至床沿；不能自控排便的患者可取仰卧位，臀下垫便盆(口述) (2)盖好被子，暴露臀部，消毒双手 (3)垫巾：检查并打开灌肠包，取出垫巾铺于患者臀下，另取孔巾铺在患者臀部，暴露肛门，将弯盘置于臀部旁边	14	体位不当扣2分，未口述扣1分 未盖被扣2分，未维护患者隐私扣2分，未消毒双手扣1分 未铺垫巾扣2分，未铺孔巾扣2分，未摆放弯盘扣2分	
	3. 挂筒(袋)、倒液、调节压力：取出灌肠筒(袋)，关闭引流管的开关，将灌肠液倒入筒(袋)内，测量温度后挂于输液架上，使筒(袋)内液面高于肛门40～60cm(图6-1-2)	6	未关闭引流管开关扣1分，未测灌肠液温度扣3分，液面高度(压力)不当扣2分	
	4. 润滑并连接肛管： (1)戴手套，取润滑剂润滑肛管前段 (2)连接肛管	4	未戴手套扣2分，未润滑肛管扣2分	
	5. 排气夹管：放出少量液体，排尽管内空气，关闭开关	1	未排气扣1分	
	6. 插管灌液： (1)左手垫卫生纸分开臀部，暴露肛门，嘱患者深呼吸，右手持肛管轻轻插入直肠7～10cm(口述深度)，固定肛管(图6-1-3) (2)打开开关，使液体缓缓流入 (3)注意观察灌肠筒(袋)内液体下降速度和患者的反应(口述)：感觉腹胀或有便意，液面下降过慢或停止、脉速、面色苍白、腹痛等，需对症处理	14	未垫纸分开臀部扣1分，未指导患者放松扣2分，插管深度不当扣2分，插管手法不当扣2分，未固定肛管扣1分 流速不当扣2分 未观察流速和反应扣2分；未口述扣3分，口述不全扣1～3分	
	7. 夹管、拔管：待灌肠液即将流尽时，夹闭管，取卫生纸包裹肛管轻轻拔出，弃于医疗垃圾桶内，擦净肛门，脱下手套，消毒双手	6	未夹管扣3分，未弃于医疗垃圾桶扣1分，未擦净肛门扣1分，未脱手套或消毒双手扣1分	
	8. 保留观察：协助患者取舒适卧位，嘱其保留灌肠液5～10分钟后再排便(口述)	5	未协助舒适卧位扣2分，未口述扣3分	

续表

操作流程	操作步骤	分值	扣分项目	扣分
实施过程（75分）	9. 协助排便（口述）：患者若不能下床，则给予便盆，将卫生纸、呼叫器放于易取处；对能下床患者，扶助其如厕排便	5	未口述扣2分；未根据患者的情况给予便盆，未将卫生纸、呼叫器放于患者易取处各扣1分	
	10. 操作后处理： (1) 整理用物，排便后及时取出便盆，擦净肛门，协助穿裤，整理床单位，开窗通风 (2) 分类清理处置用物 (3) 洗手，记录（灌肠时间、灌肠液种类及量、患者的反应等）	12	未协助患者卧位舒适扣2分，未整理床单位扣2分，未开窗通风扣2分 未分类处置用物扣2分 未洗手扣2分；未记录扣2分，记录不全扣1~2分	
评价（6分）	1. 操作轻稳、规范、熟练，程序正确	4	程序有误扣2分，动作不轻稳扣1分，操作不熟练扣1分	
	2. 关心、尊重患者	1	关心患者不够扣1分	
	3. 完成时间：10分钟（从配制溶液开始至拔管结束）	1	每超时1分钟扣1分	
理论知识（6分）	1. 大量不保留灌肠液的量、温度、压力	3	回答错误每项扣3分，回答不完整每项扣1~3分	
	2. 灌肠的禁忌证	3		
合计		100	扣分	
			最终得分	

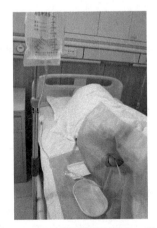

图6-1-2 液面距肛门40~60cm

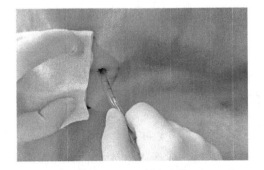

图6-1-3 插入肛管

【注意事项】

1. 禁忌灌肠者包括妊娠、急腹症、严重心血管疾病等患者，不适宜灌肠者为伴有肠道疾病或肛门疾病者。

2. 伤寒患者灌肠时溶液不得超过500mL，压力宜低（液面不得高过肛门30cm）。

3. 肝昏迷患者灌肠时，禁用肥皂水，以减少氨的产生和吸收；充血性心力衰竭和水钠潴留患者禁用0.9%氯化钠溶液灌肠。

4. 准确掌握灌肠溶液的温度、浓度、流速、压力和溶液的量，一般成人用量为500~1000mL，小儿用量为200~500mL。如为高热患者降温时，用液温为28~32℃，中暑患者的液温用4℃。

5. 灌肠时，患者如有腹胀或便意，应嘱患者做深呼吸，以减轻不适；随时注意观察患者的病情变化，如发现脉速、面色苍白、出冷汗、剧烈腹痛、心慌气急时，应立即停止灌肠，并及时与医生联系，采取急救措施。

6. 小量不保留灌肠：适用于腹部或盆腔手术后的患者、危重患者、年老体弱患者、小儿及孕妇。

（1）常用灌肠液有"1、2、3"溶液（50%硫酸镁30mL、甘油60mL、温开水90mL），甘油50mL加等量温开水，各种植物油120~180mL。

（2）溶液温度为38℃。

（3）灌入速度不宜过快，液面距肛门不超过30cm。

（4）灌入后嘱患者尽量保留10~20分钟再排便。

【操作反思】

_____

_____

_____

二、保留灌肠

保留灌肠是将药液灌入直肠或结肠内，通过肠黏膜吸收来达到治疗疾病的目的。

【操作目的】

1. 作为肠道感染、慢性盆腔炎、肝性脑病等的配合治疗。

2. 镇静、催眠：在小儿CT、彩超、磁共振等辅助检查中广泛应用。

> **情境导入：**
>
> 患者，男，50岁，因腹泻、腹痛，伴有里急后重2天来院就诊，检查为细菌性痢疾，收入院后给予肠道抗感染治疗。医嘱：2%小檗碱200mL，保留灌肠，每晚1次。护士需要完成以下任务。
>
> **任务目标：**
>
> 1. 清楚患者的诊断、现有症状和反应，明确患者的病变部位。

2. 根据病情采取合理的护理措施，解决患者的问题，规范地完成保留灌肠的操作。

任务实施：

1. 护士为患者准备灌肠用物，遵医嘱实施保留灌肠术。
2. 操作中应尊重、关爱患者，保护患者隐私，确保患者安全、舒适。

【操作准备】

1. 用物准备：具体如下。

(1) 治疗车上层：治疗盘内放注洗器、治疗碗（内盛按医嘱所备的灌肠液）、肛管（20号以下）、温开水5~10mL、止血钳、润滑剂、棉签、手套、弯盘、卫生纸、橡胶单或塑料单、治疗巾、小垫枕、手消毒液。

(2) 治疗车下层：便盆、便盆巾、生活垃圾桶、医疗垃圾桶。

(3) 其他：输液架，根据需要备屏风。

(4) 灌肠溶液：药物及剂量遵医嘱准备，用量不超过200mL，溶液温度为38℃左右。①抗肠道感染用2%小檗碱、0.5%~1%新霉素或其他抗生素溶液；②镇静、催眠用10%水合氯醛。

2. 环境准备：同大量不保留灌肠。
3. 患者准备：了解保留灌肠的目的、过程和注意事项，排尽大小便，配合操作。
4. 护士准备：着装整洁，修剪指甲，洗手，戴口罩。

【操作流程及评分标准】

保留灌肠法的操作流程及评分标准见表6-1-2。

表6-1-2 保留灌肠法的操作流程及评分标准

操作流程	操作步骤	分值	扣分项目	扣分
素质要求 （5分）	1. 仪表大方，沉着稳健	1	紧张、不自然扣1分	
	2. 报告姓名、操作项目，语言流畅	2	未报告扣2分，报告不全扣1分	
	3. 衣帽整洁，着装符合要求，指甲已修剪	2	着装不整洁扣1分，未修剪指甲扣1分	
评估 （10分）	1. 用物：充分，能顺利完成操作	2	用物不全扣1~2分	
	2. 环境：光线充足，有屏风遮挡，符合操作要求	1	环境不当扣1分	
	3. 患者：病情、意识状态、心理状况、理解配合能力，排空大小便	5	未评估扣5分，评估不全扣1~5分	
	4. 护士：仪表、洗手规范	2	未洗手或洗手不规范扣2分	

续表

操作流程	操作步骤	分值	扣分项目	扣分
实施过程（70分）	1. 核对解释： （1）携用物至患者床前，核对患者床号、姓名、腕带、住院号及灌肠溶液 （2）解释灌肠目的、过程和配合方法	10	未核对扣5分；核对项目不全，缺一项扣1分 未解释扣5分；解释不全，缺一项扣1~2分	
	2. 摆体位，铺垫巾，抬高臀部： （1）根据病情协助患者取不同卧位（口述：保留灌肠以晚间睡前30~60分钟灌肠为宜） （2）将小垫枕、橡胶单（或塑料单）和治疗巾垫于患者臀下，抬高床尾和臀部10cm （3）将弯盘置于臀边	20	未协助患者安置体位扣5分，未口述适宜的灌肠时间扣2分，未协助盖被扣2分，未维护患者隐私扣2分 未铺垫巾扣2分，未垫小枕抬高臀部扣5分 未放弯盘扣2分	
	3. 润滑接管，排气： （1）戴手套，测试灌肠液温度，取注洗器抽吸灌肠液，连接肛管 （2）润滑肛管前段，排气，夹管	11	未戴手套扣2分，未测温（或未口述）扣3分 未润滑肛管扣2分，未排气、夹管各扣2分	
	4. 插管灌液：左手垫卫生纸分开臀部，暴露肛门，嘱患者深呼吸，右手持肛管轻轻插入肛门15~20cm（口述幼儿插入5~7.5cm，婴儿插入2.5~4cm），缓慢注入药液	13	未垫纸分开臀部扣1分，未指导患者放松扣1分，插管深度不当扣2分，插管手法不当扣2分，注药速度不当扣2分，操作中未观察患者扣2分，口述不全或未口述扣1~3分	
	5. 拔管、保留： （1）药液注入完毕，再注入5~10mL温开水，抬高肛管尾端，待管内溶液注尽，拔出肛管，用卫生纸擦净肛门 （2）脱下手套，消毒双手，嘱患者尽量保留药液在1小时以上	8	未注入温开水扣2分，未抬高肛管注尽溶液扣1分，拔管后未擦肛门扣1分 未脱手套或未消毒双手扣1分，未嘱咐患者保留时间扣3分	
	6. 操作后处理： （1）整理床单位，分类清理用物 （2）洗手，记录（灌肠时间、灌肠液种类及量、患者的反应）	8	未整理床单位扣2分，未分类清理用物扣2分 未洗手扣1分，未记录或记录不全扣1~3分	

续表

操作流程	操作步骤	分值	扣分项目	扣分
评价 (7分)	1. 操作轻稳、规范、熟练，程序正确	7	程序有误扣2分，操作不熟练扣2分	
	2. 关心、尊重患者		关心患者不够扣2分	
	3. 完成时间：10分钟（从准备用物开始至拔管结束）		每超时1分钟扣1分	
理论知识 (8分)	1. 保留灌肠的液量、温度、压力、插管深度	4	回答错误或不完整扣1~4分	
	2. 慢性细菌性痢疾、阿米巴痢疾患者进行保留灌肠应取的卧位	4	回答错误或不完整扣2~4分	
合计		100	扣分	
			最终得分	

【注意事项】

1. 保留灌肠前应嘱患者排便，排空肠道有利于药液吸收；了解灌肠目的和病变部位，以确定患者的卧位和插入肛管的深度。

2. 保留灌肠时，应使灌入的药液能保留较长时间，以利于肠黏膜吸收；应选择稍细、头端光滑有侧孔的肛管，并且插入要深，液量不宜过多，压力要低，灌入速度宜慢，以减少刺激。

3. 保留药液期间可变换体位，以增加药液与肠黏膜的接触面积，提高药物的吸收利用率。

4. 不宜行保留灌肠的人群包括肛门、直肠、结肠手术及大便失禁患者。

【操作反思】

_____

_____

项目二 导尿术

导尿术是指在严格无菌操作下，用导尿管经尿道插入膀胱引流尿液的方法。导尿技术是侵入性操作，易引起医源性感染，如在导尿过程中因操作不当，可造成膀胱、尿道黏膜的损伤。因此，为患者导尿时必须严格遵守无菌技术操作原则及操作规程。

一、女患者导尿术

【操作目的】

1. 解除尿潴留,减轻患者的痛苦。
2. 协助诊断:留取尿液做尿常规、细菌培养,测量膀胱容量、压力及检查残余尿液,进行尿道或膀胱造影等。
3. 为膀胱肿瘤患者进行膀胱化疗。

情境导入:

　　患者,女,65岁,因神志改变3天入院。既往有高血压史。体格检查:体温39℃,浅昏迷,家属诉24小时未排尿。医嘱:为患者进行导尿处理。护士需要完成以下任务。

任务目标:

1. 分析患者尿潴留的原因,采取护理措施解决患者的问题,以减轻其痛苦。
2. 根据病情,严格遵循无菌技术操作原则,完成导尿的操作。

任务实施:

1. 护士遵医嘱为患者实施导尿术。
2. 操作中应尊重、关爱患者,保护患者隐私,确保患者安全、舒适。

【操作准备】

1. 用物准备:具体如下。

(1)治疗车上层:一次性无菌导尿包(其中包括初步消毒用物的小方盘,内盛数个消毒液棉球袋、镊子、纱布、手套;以及再次消毒及导尿用物,有手套、孔巾、弯盘、气囊导尿管、4个消毒液棉球袋、镊子2把、自带无菌液体的10mL注射器、润滑油棉球袋、标本瓶、纱布、集尿袋、方盘、外包治疗巾)(图6-2-1),手消毒液,弯盘,一次性垫巾或小橡胶单和治疗巾1套,浴巾。

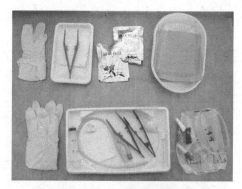

图6-2-1 一次性无菌导尿包

(2)治疗车下层:生活垃圾桶、医疗垃圾桶。

(3)其他:根据环境情况酌情准备屏风;根据患者需求准备麻醉剂,如利多卡因/利诺卡因的水溶性润滑剂,以减轻插管时的疼痛。

2. 环境准备:酌情关闭门窗,用床帘或屏风遮挡患者;保持合适的室温,光线充足或有足够的照明。

3. 患者准备：①患者和家属了解导尿的目的、意义、过程、注意事项及配合操作的要点。②清洁外阴，做好导尿的准备。若患者无自理能力，护士应协助其进行外阴清洁。

4. 护士准备：着装整洁，修剪指甲，洗手，戴口罩。

【操作流程及评分标准】

女患者导尿术的操作流程及评分标准见表6-2-1。

表6-2-1 女患者导尿术的操作流程及评分标准

操作流程	操作步骤	分值	扣分项目	扣分
素质要求 （5分）	1. 仪表大方，沉着稳健	1	紧张、不自然扣1分	
	2. 报告姓名、操作项目，语言流畅	2	未报告扣2分，报告不全扣1分	
	3. 衣帽整洁，着装符合要求，指甲已修剪	2	着装不整洁扣1分，未修剪指甲扣1分	
评估 （8分）	1. 用物：齐全，消毒用品均在有效期内，能满足完成整个操作	3	用物不全扣1~2分，未检查消毒日期扣1分	
	2. 环境：符合操作环境要求	2	未关闭门窗扣1分，无遮挡扣1分	
	3. 患者：年龄、性别、导尿的目的、临床诊断、病情、意识状态、生命体征、合作程度、心理状况、生活自理能力、膀胱充盈度、会阴部皮肤黏膜情况及清洁度	2	未评估扣2分，评估不全1~2分	
	4. 护士：洗手、戴口罩规范	1	未洗手或未戴口罩扣1分	
实施过程 （73分）	1. 核对解释： （1）携用物至患者床旁，核对患者姓名、床号、腕带、住院号 （2）向患者和家属解释操作目的	6	未核对或核对不全扣1~3分 未解释或解释不到位扣1~3分	
	2. 准备： （1）移床旁椅于同侧床尾，将便盆放在床旁椅上 （2）松开床尾盖被，帮助患者脱去对侧裤腿，盖在近侧腿部，并盖上浴巾；对侧腿用盖被遮盖	6	用物放置不当扣2分 未保护患者隐私扣2分，未保暖扣2分	
	3. 安置体位：协助患者取屈膝仰卧位，两腿略外展，暴露外阴	2	未取正确体位扣2分	

续表

操作流程	操作步骤	分值	扣分项目	扣分
实施过程 (73分)	4. 垫巾：将小橡胶单和治疗巾或一次性垫巾垫于患者臀下，并将弯盘置于近会阴处，消毒双手，核对检查并在治疗车上层打开导尿包，取出初步消毒用物，将小方盘放在弯盘稍后侧，操作者一只手戴上手套，将消毒液棉球倒入小方盘内	7	未铺垫巾或床单被污染扣2分，未检查导尿包有效期扣1分，未消毒双手扣1分，用物放置不当扣1分，消毒棉球未倒入小方盘扣2分	
	5. 初步消毒：由外向内，自上而下，每个棉球限用一次 (1)操作者一手持镊子夹取消毒液棉球初步消毒阴阜、大阴唇，用另一戴手套的手垫纱布分开大阴唇，消毒小阴唇和尿道口；将污棉球置弯盘内(图6-2-2) (2)消毒完毕，脱下手套，置弯盘内，将弯盘及小方盘移至床尾处	6	消毒顺序错误或不规范扣2~4分，镊子碰触肛门区域扣1分 污物未撤扣1分	
	6. 打开导尿包：检查导尿包有效期，将导尿包放在患者两腿之间，按无菌技术操作原则打开治疗巾	3	用物污染扣3分	
	7. 戴无菌手套，铺孔巾：取出无菌手套戴好；取出孔巾，对准并铺在患者的外阴处，暴露会阴部，使孔巾和治疗巾内层形成一连续无菌区	6	戴手套污染扣2分，铺孔巾方法不正确扣1分，无菌区污染扣3分	
	8. 整理用物，润滑尿管：按操作顺序整理好用物，取出导尿管，用润滑液棉球润滑导尿管前段，根据需要将导尿管和集尿袋的引流管连接，打开消毒液棉球包装，将其放于弯盘内	6	排列用物不合理扣1~2分，未润滑或润滑不充分扣1~2分，接头连接不紧或污染1~2分	
	9. 再次消毒：内—外—内，自上而下 (1)将弯盘置于外阴处，一手垫纱布分开并固定小阴唇，一手持镊子夹取消毒液棉球，分别消毒尿道口、两侧小阴唇、尿道口 (2)将污棉球、弯盘、镊子放入床尾弯盘内	8	未固定或固定后手又松开扣2分，消毒顺序错误或不规范扣2~4分 污物未撤扣2分	

续表

操作流程	操作步骤	分值	扣分项目	扣分
实施过程 (73分)	10. 插管、导尿： (1)将方盘置于孔巾口旁，嘱患者缓慢深呼吸，用另一手持镊子夹持导尿管对准尿道口轻轻插入至尿液流出，再插入5~7cm(口述)，约导尿管长度的50%(图6-2-3)，确保气囊进入膀胱 (2)松开固定小阴唇的手，下移固定导尿管，将尿液引入集尿袋内	8	方盘放置不当扣1分，插管方法错误扣2分，插管深度错误扣3分(未口述) 一手未下移固定尿管扣2分	
	11. 夹管、倒尿：将尿液引流入集尿袋内至合适量	3	未夹闭尿管扣3分	
	12. 取标本：若需做尿培养，用无菌标本瓶接取中段尿液5mL，盖好瓶盖，放置在合适处	2	留取尿标本不正确或碰洒扣2分	
	13. 操作后处理： (1)导尿完毕，轻轻拔出导尿管，撤下孔巾，擦净外阴，收拾导尿用物并弃于医疗垃圾桶内 (2)撤出患者臀下的小橡胶单和治疗巾，放在治疗车下层 (3)脱去手套，用手消毒液消毒双手 (4)协助患者穿好裤子，取舒适卧位，整理床单位 (5)清理用物，测量尿量，将尿标本贴标签后送检(口述) (6)洗手，记录	10	拔管动作不轻柔扣1分，未擦净外阴扣1分 未分类处理用物扣1~2分 脱手套时清洁面与污染面混淆扣1分，未消毒双手扣1分 未协助穿裤或取舒适卧位扣1分 尿量测量不正确(口述)扣1分 未洗手或洗手不规范扣1分，未记录或记录不全扣1分	
评价 (8分)	1. 无菌观念强	2	不达标，每项扣1~2分	
	2. 程序正确，动作规范，操作熟练	2		
	3. 关心爱护患者，具有爱伤理念，体现人文关怀	2		
	4. 时间：18分钟	2	每超时1分钟扣1分	
理论知识 (6分)	第一次导尿患者放尿不能超过多少？为什么？	6	回答错误或不完整扣2~6分	
合计		100	扣分	
			最终得分	

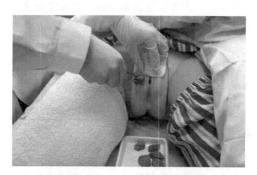
图 6-2-2 女患者导尿初步消毒

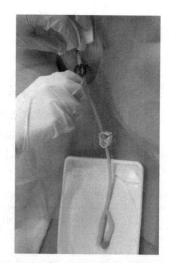
图 6-2-3 女患者导尿插入导尿管

【注意事项】

1. 严格执行查对制度和无菌技术操作原则。

2. 在操作过程中注意保护患者的隐私，并采取适当的保暖措施，防止患者着凉。

3. 对膀胱高度膨胀且极度虚弱的患者，第一次放尿不得超过 1000mL。因为大量放尿可使腹腔内血压急剧下降，血液大量滞留在腹腔内，导致血压下降而虚脱；另外，膀胱内压突然降低，还可导致膀胱黏膜急剧充血，发生血尿。

4. 必须掌握尿道的解剖特点，以免损伤和导致泌尿系统的感染。

5. 老年女性尿道口回缩，插管时应仔细观察、辨认，避免误入阴道。

6. 为女性患者插尿管时，如导尿管误入阴道，应更换无菌导尿管，重新插管。

【操作反思】

二、男患者导尿术

【操作流程及评分标准】

男患者导尿术的操作流程及评分标准见表 6-2-2。

表 6-2-2 男患者导尿术的操作流程及评分标准

操作流程	操作步骤	分值	扣分项目	扣分
素质要求 (5分)	1. 仪表大方，沉着稳健	1	紧张、不自然扣1分	
	2. 报告姓名、操作项目，语言流畅	2	未报告扣2分，报告不全扣1分	
	3. 衣帽整洁，着装符合要求，指甲已修剪	2	着装不整洁扣1分，未修剪指甲扣1分	
评估 (8分)	1. 用物：齐全，消毒用品均在有效期内；能满足完成整个操作	3	用物不全扣1~2分，未检查消毒日期扣1分	
	2. 环境：符合操作环境要求	2	未关闭门窗扣1分，未遮挡扣1分	
	3. 患者：年龄、性别、导尿的目的、临床诊断、病情、意识状态、生命体征、合作程度、心理状况、生活自理能力、膀胱充盈度、会阴部皮肤黏膜情况及清洁度	2	未评估扣2分，评估不全扣1~2分	
	4. 护士：洗手、戴口罩规范	1	未洗手或未戴口罩扣1分	
实施过程 (73分)	1. 核对解释： (1)携用物至患者床旁，核对患者姓名、床号、腕带、住院号 (2)向患者及其家属解释操作目的	6	未核对或核对不全扣1~3分 未解释或解释不到位扣1~3分	
	2. 准备： (1)移床旁椅于同侧床尾，将便盆放在床旁椅上 (2)松开床尾盖被，帮助患者脱去对侧裤腿，盖在近侧腿部，并盖上浴巾；对侧腿用盖被遮盖	6	用物放置不当扣2分 未保护患者隐私扣2分，未保暖扣2分	
	3. 安置体位：协助患者取仰卧位，两腿略外展，暴露外阴	2	未取正确体位扣2分	
	4. 垫巾：将小橡胶单和治疗巾或一次性垫巾垫于患者臀下，并将弯盘置于近会阴处，消毒双手，核对检查并在治疗车上层打开导尿包，取出初步消毒用物，将小方盘放在弯盘稍后侧，操作者一只手戴上手套，将消毒液棉球倒入小方盘内	7	未铺垫巾或床单被污染扣2分，未消毒双手扣1分，未检查导尿包有效期扣1分，用物放置不当扣1分，未戴手套扣1分，未倒消毒液棉球扣1分	

续表

操作流程	操作步骤	分值	扣分项目	扣分
实施过程 (73分)	5. 初步消毒： (1)操作者一手持镊子夹取消毒液棉球，依次消毒阴阜、阴茎(自阴茎根部向尿道口)、阴囊 (2)用另一戴手套的手取无菌纱布裹住阴茎，将包皮向后推，暴露尿道口，再用持镊子的手夹取棉球，自尿道口向外向后旋转擦拭尿道口、龟头及冠状沟；将污棉球、纱布置弯盘内(图6-2-4) (3)消毒完毕，将小方盘、弯盘移至床尾，脱下手套	6	消毒顺序错误或不规范扣2~4分，镊子碰触肛门区域扣1分 污物未撤扣1分	
	6. 打开导尿包：用手消毒液消毒双手后，将导尿包放在患者两腿之间，按无菌技术操作原则打开治疗巾	3	未消毒双手扣1分，用物被污染扣2分	
	7. 戴无菌手套，铺孔巾：取出无菌手套戴好；取出孔巾，铺于外阴处并暴露阴茎，使孔巾和治疗巾内层形成一无菌区	6	戴手套被污染扣2分，铺孔巾方法不正确扣1分，无菌区被污染扣3分	
	8. 整理用物，润滑尿管：按操作顺序整理好用物，取出导尿管，用润滑液棉球润滑导尿管前段，根据需要将导尿管和集尿袋的引流管连接，放于方盘内，取消毒液棉球放于弯盘内	6	排列用物不合理扣1~2分，未润滑或润滑不充分扣1~2分，接头连接不紧或被污染扣1~2分	
	9. 再次消毒： (1)将弯盘移至近外阴处，一手用纱布包住阴茎将包皮向后推，暴露尿道口；另一只手持镊子夹消毒棉球再次消毒尿道口、龟头及冠状沟 (2)将污棉球、镊子放在床尾弯盘内	8	未充分暴露尿道口扣2分(可口述)，消毒顺序错误或不规范扣1~4分 污物未撤扣2分	
	10. 插管、导尿：一手继续持无菌纱布固定阴茎并提起，使之与腹壁成60°(图6-2-5)，将方盘置于孔巾口旁，嘱患者张口缓慢深呼吸，另一手持镊子夹持导尿管对准尿道口轻轻插入尿道，直至导尿管Y型处，将尿液引入集尿袋内	8	未固定扣1分，与腹壁角度错误扣2分，插管方法错误扣2分，插管深度错误扣3分(未口述)	
	11. 夹管、倒尿：将尿液引流入集尿袋内至合适量	3	未夹闭尿管扣3分	

续表

操作流程	操作步骤	分值	扣分项目	扣分
实施过程 (73分)	12. 取标本：若需做尿培养，用无菌标本瓶接取中段尿液5mL，盖好瓶盖，放置于合适处	2	留取尿标本不正确或碰洒扣2分	
	13. 操作后处理： (1)导尿完毕，轻轻拔出导尿管，撤下孔巾，擦净外阴，将患者包皮退回原处 (2)收拾导尿用物，弃于医疗垃圾桶内；撤出患者臀下的小橡胶单和治疗巾，放在治疗车下层 (3)脱去手套，用手消毒液消毒双手 (4)协助患者穿好裤子，取舒适卧位，整理床单位 (5)清理用物，测量尿量，将尿标本贴标签后送检(口述) (6)洗手，记录	10	拔管动作不轻柔扣1分，未擦净外阴或未退回包皮各扣1分 未分类处理用物扣1分 脱手套时清洁面与污染面混淆扣1分，未消毒双手扣1分 未协助穿裤、取舒适卧位扣1分 尿量测量不正确扣1分 未洗手或洗手不规范扣1分，未记录或记录不全扣1分	
评价 (8分)	1. 无菌观念强	2	不达标，每项扣1~2分	
	2. 程序正确，动作规范，操作熟练	2		
	3. 关心爱护患者，具有爱伤理念，体现人文关怀	2		
	4. 时间：20分钟	2	每超时1分钟扣1分	
理论知识 (6分)	说出男性尿道的2个弯曲、3个狭窄	6	回答错误或不完整扣2~6分	
	合计	100	扣分	
			最终得分	

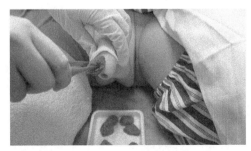

图6-2-4 男患者导尿初步消毒

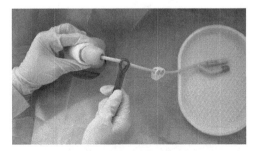

图6-2-5 男患者导尿插入导尿管

【注意事项】

1. 同女患者导尿术的 1~4。

2. 导尿毕，撤下孔巾，擦净外阴。对男性患者，注意将包皮退回原处，避免发生龟头水肿。

3. 对于留置导尿管的患者，要注意以下几点。

(1) 防止泌尿系统逆行感染：连接好导尿管与集尿袋，不要轻易脱开连接装置；保持尿道口清洁，每天用消毒棉球擦拭尿道口及外阴 1 或 2 次；定时更换集尿袋和尿管；每周检查尿常规 1 次，注意患者的主诉并观察尿液情况；若病情允许，应鼓励患者每日摄入 2000mL 以上水（包括口服和静脉输液等），以达到冲洗尿道的目的。

(2) 训练膀胱反射功能：护士应根据病情指导患者训练膀胱功能，指导患者进行盆底肌收缩运动，以促进膀胱功能的恢复。

(3) 防止黏膜损伤：用气囊导尿管固定时不能过度牵拉尿管，以防膨胀的气囊卡在尿道内口，压迫膀胱壁或尿道。

【操作反思】

_____

_____

_____

（化前珍　鲍晓咪　画　妍）

模块七 药疗护理技术

项目一 青霉素皮试液的配制

青霉素皮试液配制是将注射用青霉素 G 稀释为每毫升含青霉素 500U 的皮肤试验液。

【操作目的】

1. 确认患者是否对青霉素过敏,以作为临床应用青霉素治疗的依据。
2. 培养严谨求实的工作作风。

> **情境导入:**
>
> 患者,男,40岁,以"咳嗽、咽痛、发热3天"为主诉入院治疗。医生诊断为"急性上呼吸道感染、化脓性扁桃体炎"。医嘱:做青霉素试验。现需按护理程序配制青霉素皮试液,护士需要完成以下任务。
>
> **任务目标:**
>
> 1. 遵循注射原则。
> 2. 严格遵照医嘱配制皮试液,规范操作,方法正确,动作轻巧。
>
> **任务实施:**
>
> 护士遵医嘱为患者准备青霉素过敏试验用物。

【操作准备】

1. 用物准备:流动水洗手设施、清洁剂、干手设施,必要时备护手液或直接干手消毒剂。

(1)治疗车上层:医嘱单或电脑打印的注射单,治疗盘、1mL 注射器、5mL 注射器,按医嘱备青霉素、0.9%氯化钠注射液、无菌治疗巾、75%乙醇、0.5%碘伏、无菌棉签、无菌纱布块、砂轮、启瓶器、弯盘、手消毒液,急救盒(内有 0.1%盐酸肾上腺素)。

(2)治疗车下层:锐器盒、医疗垃圾桶、生活垃圾桶。

2. 环境准备:光线明亮,室温适宜,环境安静。
3. 患者准备:了解过敏试验的目的、方法、注意事项及配合要点;嘱患者空腹时不进行皮试,个别患者在空腹时注射用药会发生眩晕、恶心等反应,易与过敏反应相混淆。
4. 护士准备:衣帽整洁,修剪指甲,洗手,戴口罩。

【操作流程及评分标准】

青霉素皮试液配制的操作流程及评分标准见表7-1-1。

表7-1-1 青霉素皮试液配制的操作流程及评分标准

操作流程	操作步骤	分值	扣分项目	扣分
素质要求 (5分)	1. 仪表大方,沉着稳健	1	紧张、不自然扣1分	
	2. 报告姓名、操作项目,语言流畅	2	未报告或报告不全扣1~2分	
	3. 衣帽整洁,着装符合要求,指甲已修剪	2	着装不整扣1分,未修剪指甲扣1分	
评估 (8分)	1. 用物:充分,能顺利完成操作	2	用物不全扣1~2分	
	2. 环境:整洁,安静,宽敞,明亮,温、湿度适宜	1	环境不当扣1分	
	3. 患者: (1)个人过敏史、用药史、家族过敏史、病情、合作程度、注射部位皮肤状况 (2)心理和意识状态	3	未评估患者扣3分,评估不全扣1~3分	
	4. 护士:洗手,戴口罩	2	未洗手、未戴口罩各扣1分	
实施过程 (77分)	1. 稀释皮试药物(青霉素):口述剂量为每毫升含500U青霉素的皮内试验液,皮试注入0.1mL,需要现用现配皮试液	5	未口述扣5分,口述不全扣2~5分	
	2. 核对检查药物: (1)核对皮试注射卡 (2)检查药物:取80万U青霉素一支,检查药物质量、瓶口是否松动,瓶身有无裂痕,查看有效期、批号,将批号记录在皮试卡上(边做边口述) (3)开启青霉素铝盖中心部分,消毒瓶塞及瓶颈,待干	18	未核对注射卡扣3分 未检查药物扣5分,未核对药物批号扣4分,未记录药物批号扣4分 未消毒扣2分	
	3. 检查0.9%氯化钠注射液: (1)取100mL的0.9%氯化钠注射液,擦瓶,检查名称、浓度、有效期、瓶口有无松动、瓶身有无破裂,将瓶倒置,对光检查溶液有无混浊、沉淀、絮状物出现等(边做边口述) (2)拉开输液瓶的"拉环"(或用开瓶器起开输液瓶铝盖的中心部分),常规消毒瓶塞,待干	6	未检查0.9%氯化钠注射液扣4分,检查不全酌情扣1~4分 未消毒扣2分	

续表

操作流程	操作步骤	分值	扣分项目	扣分
实施过程 (77分)	4. 检查一次性注射器的有效期及有无漏气和完好情况,旋紧针头	5	未检查注射器扣2分,未旋紧针头扣3分	
	5. 用5mL注射器抽吸0.9%氯化钠注射液4mL,注入青霉素药瓶,将药液溶解后摇匀(每毫升含20万U)	9	剂量不准确扣3分,未摇匀药液扣3分,污染瓶口或针头扣3分	
	6. 药液稀释: (1)取1mL注射器并检查是否完好,旋紧针头 (2)用1mL注射器抽吸青霉素溶液0.1mL,加0.9%氯化钠注射液至1mL混匀(1mL内含青霉素2万U) (3)推出0.9mL,再抽吸0.9%氯化钠注射液至1mL混匀(1mL内含青霉素2000U) (4)推出0.75mL,再抽吸0.9%氯化钠注射液至1mL混匀(1mL内含青霉素500U),即为青霉素皮试液(边做边口述)	20	未检查注射器扣2分,未旋紧针头扣3分 剂量不准确扣5分,污染一次扣3分,未混匀药液扣3分 未口述扣4分	
	7. 将配制好的青霉素皮试液排尽空气,做好标记,经两人核对无误,放入无菌盘内备用	8	排气方法不正确扣3分,未做标记扣2分,未核对扣2分,放置不合理扣1分	
	8. 操作后处理:整理用物,洗手,记录	6	未按要求处理,每项扣1~2分	
评价 (6分)	1. 严格遵守查对制度与操作原则	2	不达标,每项扣1~2分	
	2. 操作熟练规范	2		
	3. 全程操作在10分钟以内	2		
理论知识 (4分)	1. 青霉素皮试结果的判断	2	回答错误扣4分,回答不完整扣1~2分	
	2. 青霉素过敏反应的急救药物	2		
合计		100	扣分	
			最终得分	

【注意事项】

1. 做青霉素过敏试验前,应详细询问患者的用药史、药物过敏史及家族过敏史。如果患者有青霉素过敏史,则不可做青霉素皮试,并通知医生。

2. 皮试液必须现配现用,浓度与剂量必须准确。

3. 凡初次用药、停药3天后再用,以及在应用中更换青霉素生产批号时,均须按常规做过敏试验。

【操作反思】

_____

_____

_____

项目二　皮内注射法

皮内注射法是将少量药液或生物制品注射于表皮与真皮之间的方法。

【操作目的】

1. 进行药物过敏试验，以观察有无过敏反应。
2. 预防接种，如卡介苗。
3. 局部麻醉的起始步骤。

> **情境导入：**
>
> 患者，男，18岁，诊断为"肺炎"收入院。拟给予青霉素治疗。医嘱：青霉素皮试。护士需要完成以下任务。
>
> **任务目标：**
>
> 1. 执行医嘱，准备皮内注射用物，正确实施皮内注射。
> 2. 遵循注射原则。
> 3. 严格遵照医嘱，规范操作，方法正确，动作轻巧。
> 4. 观察患者病情，并建立良好的护患关系。
>
> **任务实施：**
>
> 为患者准备皮内注射用物，遵医嘱按无菌操作原则进行皮内注射。

【操作准备】

1. 用物准备：具体如下。

（1）治疗车上层：①注射盘，包括无菌持物镊、皮肤消毒液〔0.5%碘伏或2%碘酊、75%乙醇（药物过敏试验准备）〕、无菌棉签、无菌纱布或棉球、砂轮、弯盘、启瓶器。②无菌盘、1mL注射器、药液（按医嘱准备）；如做药物过敏试验时，应备皮试急救盒（0.1%盐酸肾上腺素1mg、地塞米松磷酸钠5mg、盐酸异丙嗪注射液25mg、1mL注射器、5mL注射器）。③注射执行单。④手消毒液。

（2）治疗车下层：锐器盒、医疗垃圾桶、生活垃圾桶。

2. 环境准备：光线明亮，室温适宜，环境安静。

3. 患者准备：了解皮内注射的目的、方法、注意事项、配合要点、药物作用及其副作用；取舒适体位，暴露注射部位。

4. 护士准备：衣帽整洁，修剪指甲，洗手，戴口罩。

【操作流程及评分标准】

皮内注射的操作流程及评分标准见表7-2-1。

表7-2-1 皮内注射的操作流程及评分标准

操作流程	操作步骤	分值	扣分项目	扣分
素质要求 (5分)	1. 仪表大方，沉着稳健	1	紧张、不自然扣1分	
	2. 报告姓名、操作项目，语言流畅	2	未报告扣2分或语言不流畅扣1~2分	
	3. 衣帽整洁，着装符合要求，指甲已修剪	2	着装不整扣1分，未修剪指甲扣1分	
评估 (8分)	1. 用物：充分，能顺利完成操作	2	用物不全扣1~2分	
	2. 环境：整洁，安静，光线适宜	1	环境不当扣1分	
	3. 患者： (1)个人过敏史、用药史、家族过敏史、病情、合作程度、心理和意识状态、注射部位皮肤状况 (2)有无饥饿、头晕、心悸、气短等身体不适	3	未评估患者扣3分，评估不全扣1~3分	
	4. 护士：洗手，戴口罩	2	未洗手、未戴口罩各扣1分	
实施过程 (74分)	1. 抽吸药液： (1)药液抽吸手法正确、无污染 (2)药液无浪费、剂量准确	10	抽吸药液方法不正确扣1~2分，药液被污染扣3分 剂量不准确扣3分，药液浪费扣2分	
	2. 核对，解释：携用物至患者床旁，核对患者床号、姓名、腕带、住院号，解释操作的目的及注意事项	6	未核对患者或核对不全扣2~4分，未解释或解释不全扣2分	
	3. 定位，消毒： (1)根据注射目的选择注射部位(口述)：如做药物过敏试验，常选用前臂掌侧下段 (2)用75%乙醇消毒皮肤(口述：若患者对乙醇过敏，可选择新洁尔灭)，待干	8	选择注射部位不正确、未口述或口述不当扣3~5分 消毒不当扣2分，未口述其他消毒液扣1分	

续表

操作流程	操作步骤	分值	扣分项目	扣分
实施过程（74分）	4. 核对，排气： （1）再次核对 （2）排尽注射器内空气	8	未核对扣3分，核对不全扣1~3分 未排气或排气手法不当扣2分，浪费药液扣3分	
	5. 进针，推药： （1）以左手绷紧注射部位皮肤，右手以平执式持注射器 （2）针头斜面向上与皮肤呈5°进针（图7-2-1） （3）待针头斜面完全进入皮内后，放平注射器，以左手拇指固定针栓 （4）注入药液0.1mL，使局部隆起形成一半球状皮丘，皮肤变白并显露毛孔（图7-2-2）	20	未绷紧皮肤扣3分，持针手法不正确扣2分 进针角度不正确扣3分 进针深度不当扣3分，未固定针栓扣2分 注入药液剂量不准扣3分，未形成规范皮丘扣2分，药液漏出扣2分	
	6. 拔针，再次核对： （1）注射完毕，迅速拔出针头，勿按压针眼 （2）再次核对（八对）	6	拔针后按压扣2分 未核对或核对不全扣2~4分	
	7. 交代注意事项并观察：嘱患者勿按揉注射部位、勿离开病室或注射室，20分钟后观察局部反应并做出判断（边操作边口述）	8	未向患者交代注意事项扣4分，交代不清楚扣2~4分；未口述判断结果或口述错误扣2~4分	
	8. 操作后处理：协助患者取舒适卧位，清理用物，洗手，记录	8	未按要求处理，每项扣2分	
评价（8分）	1. 严格遵守查对制度与操作原则	2	不达标，每项扣1~2分	
	2. 态度认真，护患沟通有效	2		
	3. 操作中体现对患者的关爱	2		
	4. 操作规范、熟练，操作用时不超过10分钟	2		
理论知识（5分）	1. 皮内注射的目的 2. 进针的角度和深度 3. 常用的注射部位	5	回答错误或不完整，每项扣1~2分	
合计		100	扣分	
			最终得分	

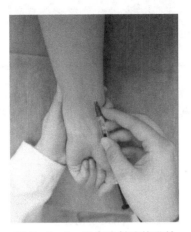 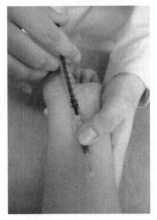

图 7-2-1 皮内注射法的进针　　图 7-2-2 皮内注射法的推药

【注意事项】

1. 严格执行查对制度和无菌操作原则。

2. 做药物过敏试验前,护士应详细询问患者的用药史、过敏史及家族史。如患者对需要注射的药物有过敏史,则不可做皮试,应及时与医生联系,更换其他药物。

3. 做药物过敏试验消毒皮肤时忌用含碘消毒剂,以免着色影响对局部反应的观察及与碘过敏反应相混淆。

4. 为患者做药物过敏试验前,要备好急救药品,以防发生意外。

5. 药物过敏试验结果如为阳性反应,需告知患者或家属不能再用该种药物,并记录在病历上。

6. 如结果不能确认或怀疑假阳性时,应采取对照试验。方法:另备注射器及针头,在另一前臂相应部位注入 0.1mL 生理盐水,20 分钟后对照观察反应。

【操作反思】

_____

_____

_____

项目三　皮下注射法

皮下注射法是将少量药液或生物制剂注入皮下组织的方法。

【操作目的】

1. 注入小剂量药物,用于不宜口服给药且需在一定时间内发生药效时,如胰岛素注射。

2. 预防接种疫苗。
3. 局部麻醉用药。

> **情境导入：**
> 　　患者，男，36 岁，患有 2 型糖尿病。医嘱：胰岛素 4U，皮下注射。护士现需为患者进行注射治疗，需要完成以下任务。
> **任务目标：**
> 　　1. 执行医嘱，准备皮下注射用物，正确实施皮下注射。
> 　　2. 遵循注射原则。
> 　　3. 严格遵照医嘱，规范操作，方法正确，动作轻巧，关爱患者。
> **任务实施：**
> 　　为患者准备皮下注射用物，遵医嘱按无菌操作原则进行皮下注射。

【操作准备】

1. 用物准备：具体如下。

（1）治疗车上层：①注射盘，备有无菌持物镊、皮肤消毒液（0.5% 碘伏或 2% 碘酊、75% 乙醇）、无菌棉签、无菌纱布或棉球、砂轮、弯盘、启瓶器。②无菌盘、1~2mL 注射器、5~6 号针头、药液（按医嘱准备）。③注射执行单。④手消毒液。

（2）治疗车下层：锐器盒、医疗垃圾桶、生活垃圾桶。

2. 环境准备：光线明亮，室温适宜，环境安静，必要时用屏风遮挡患者。

3. 患者准备：了解皮下注射的目的、方法、注意事项、配合要点、药物作用及其副作用；取舒适体位，暴露注射部位。

4. 护士准备：衣帽整洁，修剪指甲，洗手，戴口罩。

【操作流程及评分标准】

皮下注射的操作流程及评分标准见表 7-3-1。

表 7-3-1　皮下注射的操作流程及评分标准

操作流程	操作步骤	分值	扣分项目	扣分
素质要求 （5分）	1. 仪表大方，沉着稳健	1	紧张、不自然扣 1 分	
	2. 报告姓名、操作项目，语言流畅	2	未报告扣 2 分，报告不全或不流畅扣 1~2 分	
	3. 衣帽整洁，着装符合要求，指甲已修剪	2	着装不整洁或未修剪指甲扣 2 分	
评估 （8分）	1. 用物：充分，能顺利完成操作	2	用物不全扣 1~2 分	
	2. 环境：整洁，安静，光线适宜，必要时遮挡	1	环境不当扣 1 分	

续表

操作流程	操作步骤	分值	扣分项目	扣分
评估 (8分)	3. 患者： (1)病情、治疗情况、用药史、过敏史、意识和心理状态、合作程度及对用药的认知情况、注射部位皮肤及皮下组织状况、肢体活动能力 (2)有无饥饿、头晕、心悸、气短等身体不适	3	未评估患者扣3分，评估不全扣1~3分	
	4. 护士：洗手，戴口罩	2	未洗手扣1分，未戴口罩扣1分	
实施过程 (74分)	1. 抽吸药液： (1)药液抽吸手法正确、无污染 (2)药液剂量准确、无浪费	12	抽药方法不正确扣2分，药液被污染扣3分 药量不准扣4分，药液浪费扣3分	
	2. 核对，解释：携用物至患者床旁，核对患者床号、姓名、腕带、住院号，解释操作的目的及注意事项	6	未核对患者或核对不全扣1~3分，未解释或解释不全扣1~3分	
	3. 定位，消毒： (1)评估皮肤，选择注射部位(同时口述常用上臂三角肌下缘) (2)常规消毒皮肤，待干	8	未评估皮肤扣2分，选择注射部位或口述不正确扣2~4分 消毒方法不当或消毒范围不够扣2分	
	4. 核对，排气： (1)再次核对 (2)排尽注射器内空气	6	未核对扣3分，核对不全扣1~3分 未排气或排气手法不当、浪费药液扣1~3分	
	5. 进针，推药： (1)以左手绷紧注射部位皮肤，右手持注射器 (2)针头斜面向上与皮肤呈30°~40°(图7-3-1)快速刺入皮下 (3)刺入深度为针头的1/2~2/3 (4)固定针栓，以左手拇指、示指回抽注射器无回血(图7-3-2)，缓慢注入药物(图7-3-3)	5 8 4 7	未绷紧皮肤扣2分，持针手法不正确扣3分 进针角度不正确扣2~4分，注射方法不正确扣4分 深度不当扣2~4分 未固定针栓扣2分，未抽回血扣2分，注入药液剂量不正确扣3分	

续表

操作流程	操作步骤	分值	扣分项目	扣分
实施过程 （74分）	6. 拔针，按压：注射毕，用无菌干棉签轻压注射处，快速拔针后，按压至不出血	5	拔针方式不正确扣2分，拔针后未按压扣3分	
	7. 再次核对	5	未核对扣5分，核对不全扣3~5分	
	8. 操作后处理：协助患者取舒适卧位，清理用物，洗手，记录	8	未按要求处理，每项扣2分	
评价 （8分）	1. 严格遵守查对制度与操作原则	2	不达标，每项扣1~2分	
	2. 态度认真，护患沟通有效	2		
	3. 操作中体现对患者的关爱	2		
	4. 操作熟练规范，操作时间在7分钟以内	2		
理论知识 （5分）	1. 皮下注射的目的	5	回答错误或不完整，每项扣1~2分	
	2. 进针的角度和深度			
	3. 常用的注射部位			
合计		100	扣分	
			最终得分	

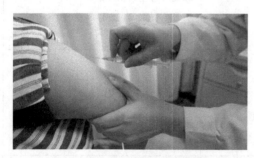

图7-3-1 皮下注射进针角度

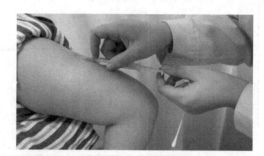

图7-3-2 皮下注射抽吸有无回血

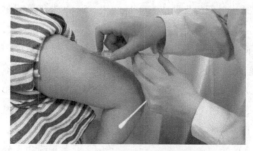

图7-3-3 皮下注射推药手法

【注意事项】

1. 严格执行查对制度和无菌操作原则。
2. 刺激性强的药物不宜使用皮下注射。
3. 长期皮下注射者,应有计划地经常更换注射部位,防止局部产生硬结。
4. 过于消瘦者,护士可捏起局部组织,适当减小进针角度。

【操作反思】

项目四　肌内注射法

肌内注射法是将一定药液注入肌肉组织的方法。注射部位一般选择肌肉丰厚且距大血管及神经较远处,其中最常用的部位为臀大肌,其次为臀中肌、臀小肌、股外侧肌及上臂三角肌。

【操作目的】

1. 用于不宜或不能静脉注射,且要求比皮下注射更快发生药效的情况。
2. 预防接种疫苗,如百白破疫苗、乙肝疫苗、脊髓灰质炎灭活疫苗、出血热疫苗等。

> 情境导入:
>
> 患者,女,25岁,诊断为"肺结核"收入院。医嘱:链霉素0.75g,肌内注射,每日1次。链霉素已做皮试,结果为阴性,现需按护理程序执行给药医嘱。护士需要完成以下任务。
>
> 任务目标:
> 1. 执行医嘱,准备肌内注射用物,正确实施肌内注射。
> 2. 遵循注射原则。
> 3. 严格遵照医嘱,规范操作,方法正确,动作轻巧,关爱患者。
>
> 任务实施:
> 为患者准备肌内注射用物,遵医嘱按无菌操作原则进行肌内注射。

【操作准备】

1. 用物准备：具体如下。

(1) 治疗车上层：①注射盘内备有无菌持物镊、皮肤消毒液(0.5%碘伏或2%碘酊、75%乙醇)、无菌棉签、无菌纱布或棉球、砂轮、弯盘、启瓶器。②无菌盘、2~5mL注射器、药液(按医嘱准备)。③注射执行单。④手消毒液。

(2) 治疗车下层：锐器盒、医疗垃圾桶、生活垃圾桶。

2. 环境准备：环境清洁，光线明亮，室温适宜，环境安静，必要时用屏风遮挡患者。

3. 患者准备：了解肌内注射的目的、方法、注意事项、配合要点、药物作用及其副作用；取舒适体位，暴露注射部位。

4. 护士准备：衣帽整洁，修剪指甲，洗手，戴口罩。

【操作流程及评分标准】

肌内注射的操作流程及评分标准见表7-4-1。

表7-4-1 肌内注射的操作流程及评分标准

操作流程	操作步骤	分值	扣分项目	扣分
素质要求 (5分)	1. 仪表大方，沉着稳健	1	紧张、不自然扣1分	
	2. 报告姓名、操作项目，语言流畅	2	未报告扣2分，语言不流畅扣1~2分	
	3. 衣帽整洁，着装符合要求，指甲已修剪	2	着装不整洁扣1分，未修剪指甲扣2分	
评估 (8分)	1. 用物：充分，能顺利完成操作	2	用物不全扣1~2分	
	2. 环境：整洁，安静，明亮，必要时用屏风遮挡	1	环境不当扣1分	
	3. 患者： (1) 病情、治疗情况、用药史、过敏史及家族过敏史，意识、心理状态，合作程度及对用药的认知，注射部位皮肤、肌肉组织状况，肢体活动能力 (2) 有无饥饿、头晕、心悸、气短等不适	3	未评估患者扣3分，评估不全扣1~3分	
	4. 护士：洗手，戴口罩	2	未洗手扣1分，未戴口罩扣1分	
实施过程 (73分)	1. 抽吸药液： (1) 药液抽吸手法正确、无污染 (2) 药液剂量准确、无浪费	8	抽吸药液方法不正确扣2分，药液被污染扣2分；剂量不准确扣2分，药液浪费扣2分	

续表

操作流程	操作步骤	分值	扣分项目	扣分
实施过程 (73分)	2. 核对解释：携用物至患者床旁，核对患者床号、姓名、腕带、住院号，解释操作的目的及注意事项	6	未核对患者或核对不全扣1～3分，未解释或解释不全扣1～3分	
	3. 安置体位：可采取侧卧位(同时口述)、俯卧位(同时口述)、仰卧位或坐位	6	安置卧位不正确扣3分，口述不正确扣3分	
	4. 定位消毒： (1)评估皮肤，选择注射部位，常用十字法定位：从臀裂顶点向左侧或右侧画一水平线，然后从髂嵴最高点做一垂线，将一侧臀部分为四个象限，其外上象限并避开内角，即为注射区(同时口述) (2)常规消毒皮肤，待干	6	未评估皮肤扣1分，选择注射部位或口述不正确扣3分 消毒不当或消毒范围不够扣2分	
	5. 核对，排气： (1)再次核对 (2)排尽注射器内空气	6	未核对扣3分，核对不全扣1～3分 未排气扣3分，排气时未固定针栓或浪费药液扣1～3分	
	6. 进针，推药： (1)用左手拇指、示指绷紧局部皮肤，右手以持笔式持注射器，用中指固定针栓 (2)将针梗的1/3～1/2迅速垂直刺入皮肤（图7-4-1） (3)松开绷紧皮肤的手，抽动活塞，如无回血（图7-4-2），缓慢注射药液（图7-4-3）	24	未绷紧皮肤扣2分，持针手法不正确扣2分，未固定针栓扣2分 进针角度不正确扣5分，深度不适宜扣3～5分 未抽回血扣3分，注射方法不正确扣3分，注入药液剂量不正确扣2分	
	7. 拔针，按压：注射毕，用无菌干棉签轻压针刺处，快速拔针后，按压至不出血（图7-4-4）	5	拔针方式不正确扣2分，拔针后未按压扣3分	
	8. 再次核对	4	未核对扣4分，核对不全扣1～4分	
	9. 操作后处理：协助患者取舒适卧位，清理用物，洗手，记录	8	未按要求处理，每项扣2分	

续表

操作流程	操作步骤	分值	扣分项目	扣分
评价 （8分）	1. 无菌观念强，操作熟练准确，做到无痛注射	8	不达标，每项扣1~4分	
	2. 态度认真，护患沟通有效，操作中体现对患者的关爱			
	3. 全程操作在8分钟以内（从核对注射卡开始至记录完毕）			
理论知识 （6分）	1. 臀大肌注射"连线法"的定位方法	3	回答错误或不完整扣1~3分	
	2. 2岁以下婴幼儿注射部位的选择方法	3	回答错误或不完整扣1~3分	
合计		100	扣分	
			最终得分	

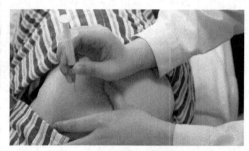

图7-4-1 肌内注射进针手法

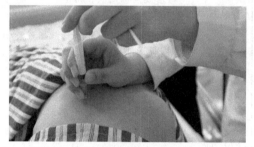

图7-4-2 肌内注射抽回血

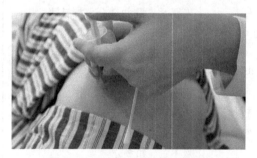

图7-4-3 肌内注射推药手法

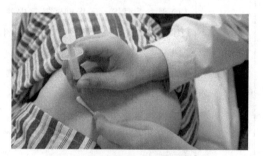

图7-4-4 肌内注射拔针手法

【注意事项】

1. 严格执行查对制度和无菌操作原则。

2. 两种或两种以上药物同时注射时，注意配伍禁忌。

3. 对2岁以下婴幼儿不宜选用臀大肌注射，因其臀大肌尚未发育好，注射时有损伤坐骨神经的风险，最好选择臀中肌、臀小肌、股外侧肌注射。

4. 注射中若针头折断，应先稳定患者情绪，并嘱其保持原位不动，固定局部组织，以防断针移位，同时尽快用无菌血管钳夹住断端取出；如断端全部埋入肌肉，应速请外科医生处理。

5. 对需长期注射者，应交替更换注射部位，并选用细长针头，以避免或减少硬结的发生。

【操作反思】

___

___

___

项目五　静脉注射法

静脉注射法是自静脉注入药液的方法。常用的静脉包括四肢浅静脉、头皮静脉、股静脉。

【操作目的】

1. 用于药物不宜口服、皮下注射或肌内注射，或需要迅速发挥药效的情况。
2. 注入药物做某些诊断性检查或试验。
3. 药物因浓度高、刺激性大、量多而不宜采取其他注射方法。

情境导入：

患者，男，16岁，2天前受凉，因出现鼻塞、咳嗽、发热、喘息1天，气促半天入院。既往有十余次喘息史，均未经正规检查和治疗。入院查体可见三四征，无发绀，双肺可闻及中量呼气相为主的哮鸣音。测量生命体征：体温38.5℃，脉搏120次/分，呼吸40次/分，血压100/70mmHg。查血常规：白细胞数值为$12×10^9$/L。入院诊断：上呼吸道感染伴支气管哮喘急性发作。医嘱：氨茶碱50mg+25%葡萄糖30mL，静脉注射。护士需要完成以下任务。

任务目标：

1. 遵医嘱为患者配制注射的药物。
2. 为患者选择合适的血管。
3. 穿刺成功后缓慢推注，掌握合适的注射速度。
4. 注射过程中，观察患者的反应，并及时处理。

任务实施：

1. 护士遵医嘱为患者准备用物，正确实施静脉注射操作。
2. 注射过程中，注意观察患者，及时沟通，避免患者紧张，建立良好的护患关系。

【操作准备】

1. 用物准备：流动水洗手设施、清洁剂、干手设施，必要时备护手液或直接干手消毒剂。

(1)治疗车上层：①注射盘内备有无菌持物镊、皮肤消毒液(0.5%碘伏或2%碘酊、75%乙醇)、无菌棉签、无菌纱布或棉球、砂轮、弯盘、启瓶器、止血带、一次性治疗巾、垫枕、胶布。②无菌盘、注射器(规格视药量而定)、一次性使用静脉输液针(头皮针)、药液(按医嘱准备)。③注射执行单。④手消毒液。

(2)治疗车下层：锐器盒、医疗垃圾桶、生活垃圾桶。

2. 环境准备：清洁，安静，光线适宜，必要时用屏风遮挡患者。

3. 患者准备：了解静脉注射的目的、方法、过程、注意事项、配合要点、药物的作用及其副作用；取舒适卧位，暴露注射部位。

4. 护士准备：着装整洁，修剪指甲，洗手，戴口罩。

【操作流程及评分标准】

静脉穿刺及注射的操作流程及评分标准见表7-5-1。

表7-5-1 静脉穿刺及注射的操作流程及评分标准

操作流程	操作步骤	分值	扣分项目	扣分
素质要求 (5分)	1. 仪表大方，沉着稳健	1	紧张、不自然扣1分	
	2. 报告姓名、操作项目，语言流畅	2	未报告扣2分，报告项目不全或不流畅扣1分	
	3. 仪表整洁，着装符合要求，指甲已修剪	2	衣着不整扣1分，未修剪指甲扣1分	
评估 (10分)	1. 用物：齐全，符合要求	2	用物不全扣1~2分	
	2. 环境：整洁，安静，宽敞，明亮，温、湿度适宜，必要时用屏风或围帘遮挡	2	环境不当扣1~2分	
	3. 患者： (1)患者的病情、治疗情况、用药史、过敏史 (2)患者的意识状态、心理状态、合作程度及对用药的认知 (3)穿刺部位的皮肤状况、静脉充盈度及管壁弹性，肢体活动能力 (4)患者是否有饥饿、头晕、心悸、气短等不适	4	未评估扣4分，评估不全扣1~4分	
	4. 护士：洗手，戴口罩	2	未洗手、未戴口罩各扣1分	

续表

操作流程	操作步骤	分值	扣分项目	扣分
实施过程（72分）	1. 抽吸药液：按医嘱抽吸药液，置于无菌盘内	4	抽吸药液方法不当扣1分，未置于无菌盘内扣1分，药液被污染扣2分	
	2. 核对，解释： (1)携用物至患者床前，核对患者床号、姓名、腕带、住院号 (2)向患者解释操作目的及注意事项，取得患者配合	8	未核对扣4分；核对项目不全，缺一项扣1分 未解释扣4分，解释不全扣1~4分	
	3. 穿刺，注射： (1)定位，消毒：选择合适静脉，在穿刺部位下方放置垫枕、铺一次性治疗巾，在穿刺部位上方（近心端）约6cm处扎紧止血带，常规消毒皮肤，待干	10	血管选择不合适扣4分，未放置垫枕扣1分，未铺一次性治疗巾扣1分，扎止血带位置不正确扣2分，消毒不规范、范围不够扣2分	
	(2)核对，排气：再次核对，排尽空气	4	未核对扣2分，未排气扣2分	
	(3)进针，穿刺：嘱患者轻握拳，护士以左手拇指绷紧静脉下端皮肤，使其固定，右手持注射器，用示指固定针栓（图7-5-1）；或使用头皮针，手持头皮针小翼（图7-5-2），针头斜面向上，与皮肤呈15°~30°自静脉上方或侧方刺入皮下，再沿静脉走行进针少许（图7-5-3）	18	未嘱患者握拳扣2分，未绷紧皮肤扣2分，进针角度不正确扣4分，穿刺不成功扣10分	
	(4)两松一固定：松开止血带，嘱患者松拳，固定针头（如为头皮针，用胶布固定）	4	少松一项扣1分，固定不正确扣2分	
	(5)推注药液：缓慢推注药液，注药过程中要试抽回血，以确保针头仍在静脉内	8	注药速度不当扣4分，未抽回血扣2分，未观察扣2分	
	(6)拔针，按压：注射毕，用无菌干棉签轻压针刺处，快速拔针后，按压至不出血	4	拔针、按压方法不正确各扣2分	
	4. 再次核对	4	未核对扣4分，核对项目不全扣1~4分	
	5. 操作后处理： (1)协助患者取舒适卧位 (2)清理用物 (3)洗手，记录	8	未取舒适体位扣2分 用物处置不当扣2分 未洗手扣2分，未记录扣2分	

续表

操作流程	操作步骤	分值	扣分项目	扣分
评价 （8分）	1. 操作熟练、正确，无菌观念强	4	操作不熟练扣2分，无菌观念不强扣2分	
	2. 关心爱护患者，体现人文关怀，随时关注观察患者变化，患者无不良反应	4	关心患者不够扣2分，未观察病情扣2分	
理论知识 （5分）	静脉注射的注意事项	5	回答错误扣5分，回答不完整酌情扣1~3分	
合计		100	扣分	
			最终得分	

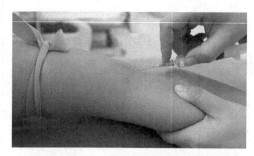 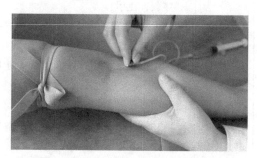

图7-5-1 手持注射器静脉穿刺　　图7-5-2 手持头皮针静脉穿刺

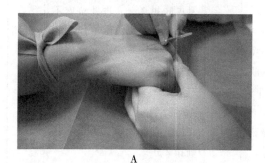 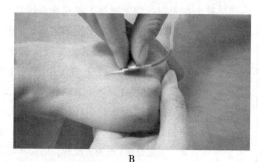

A　　　　　　　　　　B

图7-5-3 头皮针静脉注射法

【注意事项】

1. 严格执行查对制度和无菌操作原则。

2. 对长期静脉注射者，要保护其血管，应有计划地由远心端向近心端选择静脉。

3. 注射对组织有强烈刺激性的药物时，一定要确认针头在静脉内，方可推注药液，以免药液外溢导致组织坏死。

4. 股静脉注射时，如误入股动脉，应立即拔出针头，用无菌纱布紧压穿刺处5~10分钟，直至无出血。

5. 若需要长时间、微量、均匀、精确地注射药物，有条件的医院可选用微量注射泵，更为安全可靠。

【操作反思】

_____

_____

_____

项目六　密闭式周围静脉输液法(头皮针)

静脉输液法是将大量无菌溶液或药物直接输入静脉的治疗方法。密闭式静脉输液法则是将无菌输液器插入原装密闭输液瓶(或袋)中进行输液的方法,因污染机会少,故目前临床应用广泛。同时,使用头皮针穿刺输液更为方便,有利于固定,或方便患者适当活动。

【操作目的】

1. 补充水分及电解质,预防和纠正水、电解质及酸碱平衡紊乱,常用于各种原因引起的脱水、酸碱平衡失调患者,如腹泻、剧烈呕吐、大手术后的患者。

2. 增加循环血量,改善微循环,维持血压及微循环灌注量;常用于严重烧伤、大出血、休克等患者。

3. 供给营养物质,促进组织修复,增加体重,维持正氮平衡;常用于慢性消耗性疾病、胃肠道吸收障碍及不能经口进食(如昏迷、口腔疾病)的患者。

4. 输入药物,治疗疾病,如输入抗生素控制感染,输入解毒药物起到解毒作用,输入脱水剂降低颅内压等。

> 情境导入:
>
> 患者,男,52岁,身高167cm,体重70kg,既往体健。因"右膝关节疼痛加重"收住入院。体格检查:体温36.6℃,脉搏87次/分,呼吸20次/分,血压127/97mmHg。Mcmurray(半月板回旋挤压)试验(+),关节间隙压痛(+)。诊断:右膝关节骨性关节炎。医嘱:静脉给药,0.9%氯化钠注射液100mL+头孢呋辛钠1.5g,每日3次;0.9%氯化钠注射液100mL+酮咯酸氨丁三醇30mg,每日2次。护士遵医嘱为患者进行静脉输液,需要完成以下任务。
>
> 任务目标:
>
> 1. 遵医嘱为患者配制输注液体并安排输液顺序。
>
> 2. 严格执行查对制度和无菌技术操作原则,熟练规范地完成头皮针静脉输液。
>
> 3. 在输液过程中能合理选择穿刺部位,保护患者静脉;准确调节输液的滴速。

4. 注意观察患者反应,并给予适当的处理。

任务实施:

护士遵医嘱为患者准备输液用物,严格核查患者、药液,做好解释工作,为患者正确实施密闭式周围静脉输液(头皮针)。

【操作准备】

1. 用物准备:流动水洗手设施、清洁剂、干手设施,必要时备护手液或直接干手消毒剂。

(1) 治疗车上层:治疗盘、弯盘、碘伏、75%乙醇、无菌棉签、输入液体及药物(按医嘱准备)、注射器及针头、止血带、胶布(或输液敷贴)、小垫枕、一次性治疗巾、砂轮、开瓶器、一次性输液器、输液瓶签、处置卡、输液记录单、手消毒液、数据收集器(PDA)。

(2) 治疗车下层:锐器盒、生活垃圾桶、医疗垃圾桶。

(3) 其他:输液架,必要时准备瓶套、小夹板、棉垫及绷带、输液泵。

2. 环境准备:整洁,安静,舒适,安全。

3. 患者准备:了解静脉输液(头皮针)的目的、方法、注意事项及配合要点;输液前排尿或排便,取舒适卧位。

4. 护士准备:衣帽整洁,修剪指甲,洗手,戴口罩。

【操作流程及评分标准】

密闭式周围静脉输液(头皮针)操作流程及评分标准见表7-6-1。

表7-6-1 密闭式周围静脉输液(头皮针)操作流程及评分标准

操作流程	操作步骤	分值	扣分项目	扣分
素质要求 (5分)	1. 仪表大方,沉着稳健	1	紧张、不自然扣1分	
	2. 报告姓名、操作项目,语言流畅	2	未报告扣2分,报告不全扣1分	
	3. 衣帽整洁,着装符合要求,指甲已修剪	2	衣着不整扣1分,未修剪指甲扣1分	
评估 (8分)	1. 用物:充分,能顺利完成操作	2	用物不全扣1~2分	
	2. 环境:整洁,安静,光线适宜,有屏风遮挡,符合操作要求	1	环境不当扣1分	
	3. 评估患者的年龄、病情、意识及营养状况,心理状况及配合程度,穿刺部位的皮肤、血管状况及肢体活动度	3	未评估患者扣3分,评估不全扣1~3分	
	4. 护士:正确洗手,戴口罩,仪表规范	2	未洗手扣1分,未戴口罩扣1分	

续表

操作流程	操作步骤	分值	扣分项目	扣分
实施过程 (75分)	1. 核对并检查药物： (1)核对药液瓶签(药名、浓度、剂量)、给药时间和方法 (2)检查药液的质量(有效期，瓶盖有无松动，瓶身有无裂痕，药液有无混浊、沉淀及絮状物等)	4	未核对扣2分，核对项目不全扣1~2分 未检查扣2分，检查不全扣1~2分	
	2. 加药： (1)拉开输液瓶的"拉环"(或用开瓶器启开输液瓶铝盖的中心部分) (2)以瓶塞刺入点为中心环形消毒，由内向外螺旋涂擦至瓶塞(或铝盖)下端瓶颈部 (3)按照医嘱加入药物 (4)根据患者病情需要有计划地安排输液顺序	4	未正确拉开输液瓶的"拉环"或启开铝盖中心部分扣1分 消毒瓶塞方法或部位错误扣1分 未合理加入药物扣1分 未按病情需要安排输液顺序扣1分	
	3. 填写、粘贴输液贴： (1)根据医嘱(处置卡上的内容)填写输液贴 (2)将填好的输液贴倒贴于输液瓶空白处(必要时套上瓶套)，标注加药日期、时间，签名；若为机打的输液贴，需要进行核对	4	未填写扣1分 输液贴覆盖原标签扣1分；未标注(或未核对机打输液贴)扣2分，标注不全扣1~2分	
	4. 插输液器： (1)检查输液器包装、有效期及质量 (2)打开输液器包装，取出输液器，将其插头插入瓶塞，直至插头根部 (3)旋紧输液管接头及头皮针连接处，关闭调节器	4	未检查扣2分，检查不全扣1~2分 插入时污染扣1分 未关闭调节器扣1分	
	5. 整理用物，洗手	1	未整理用物或未洗手扣1分	
	6. 核对患者(操作前查对)：携用物至患者床旁，核对患者姓名、床号、腕带、住院号，以及药名、给药时间、药物浓度、剂量和用法，扫描PDA；洗手	3	未核对扣2分，核对不全扣1~2分；未洗手扣1分	

续表

操作流程	操作步骤	分值	扣分项目	扣分
实施过程 (75分)	7. 排气： (1)一手夹持头皮针和调节器，另一手将输液瓶(袋)挂于输液架上，高度适当 (2)倒置茂菲氏滴管，打开调节器，使输液瓶(袋)内的液体流出 (3)当茂菲氏滴管内的液面达到滴管的1/2～2/3满时，迅速转正滴管，使液平面缓慢下降，直至排尽导管和针头内的空气(图7-6-1) (4)关闭调节器，将输液管末端放入输液器包装袋内，置于治疗盘中	6	未打开调节器扣1分 滴管液面过低或过高扣1分，滴管下端导管内有空气扣3分 输液管末端被污染扣1分	
	8. 选择穿刺部位： (1)协助患者取舒适体位，将小垫枕置于穿刺肢体下，铺治疗巾 (2)在穿刺点上方6～8cm处扎止血带，使止血带尾端向上，选择粗直、弹性好的血管，松开止血带	5	未铺巾扣1分 止血带位置不当、过松或过紧扣1分，血管选择不当扣1～2分，未松止血带扣1分	
	9. 消毒皮肤，备胶布：以穿刺点为中心由内向外旋转消毒穿刺部位皮肤，消毒范围直径≥5cm，待干，备输液贴或胶布	2	皮肤消毒不规范扣1分，未备输液贴或胶布扣1分	
	10. 静脉穿刺： (1)再次扎止血带 (2)二次消毒：消毒方法同第一次，消毒方向与第一次方向相反，消毒范围直径≥5cm (3)取下护针帽，打开调节器，再次排气于弯盘内，检查输液管内有无气泡，关闭调节器 (4)操作中核对：患者姓名、床号、腕带、住院号，以及药名、浓度、剂量、给药时间和方法 (5)嘱患者握拳 (6)穿刺：护士用一手绷紧穿刺部位皮肤，以惯用手持针，针尖斜面向上与皮肤呈15°～30°，自静脉走向刺入皮下血管，见回血后，将针头与皮肤平行再进入少许	15	未扎止血带扣1分 皮肤消毒不规范扣1分 排气未排于弯盘内或排出液体过多扣1分，导管内有空气扣3分，未关闭调节器扣1分 未核对扣2分，核对不全扣1分 未嘱患者握拳扣1分 进针角度不对扣1分，未见回血调整再次进针扣3分，穿刺失败扣10～15分	

续表

操作流程	操作步骤	分值	扣分项目	扣分
实施过程（75分）	11. 固定： (1) 用惯用手拇指固定好针柄，松开止血带，嘱患者松拳，打开调节器 (2) 待液体滴入通畅、患者无不适后，用输液敷贴（或胶布）固定针柄，并固定穿刺点，最后将针头附近的输液管环绕后固定，必要时用夹板固定关节（图7-6-2）	5	未松开止血带扣1分，未嘱患者松拳扣1分，未打开调节器扣1分 固定方式不当扣1~2分	
	12. 调节滴速（口述）：根据患者年龄、病情及药液的性质调节输液滴速（通常情况下，成人40~60滴/分，儿童20~40滴/分）	3	滴速调节不当扣2分，未口述或口述错误扣1分	
	13. 操作后查对：核对患者的姓名、床号、腕带、住院号，以及药物名称、浓度、剂量、有效期、给药时间和方法	3	未核对扣3分，缺项扣1~2分	
	14. 操作后处理： (1) 撤去治疗巾，取下止血带和小垫枕，协助患者取安全、舒适卧位 (2) 将呼叫器放于患者易取处，告知患者输液中的注意事项 (3) 整理床单位，正确处理医疗垃圾用物 (4) 洗手；记录输液开始的时间，输入药液的种类、名称、滴速，患者的全身及局部状况；签名，并挂上输液卡	6	未取止血带或小垫枕扣1分 未告知患者注意事项扣1分 未正确处理医疗垃圾用物扣1分 未洗手扣1分；未记录扣2分，记录不全扣1~2分	
	15. 巡视观察（口述）：每隔15~30分钟巡视一次，密切观察输液情况	1	未口述巡视观察要求扣1分	
	16. 输液完毕后的处理： (1) 确认全部液体输入完毕后，关闭输液器，去除胶布和输液敷贴，用无菌干棉签或无菌棉球沿血管纵行向心方向轻压穿刺点上方，快速拔针，局部按压1~2分钟（至无出血），将头皮针的针头和输液插头剪至锐器盒中 (2) 协助患者适当活动穿刺肢体，并协助取舒适卧位	9	未确认液体是否输完扣1分，未关闭输液器扣1分，拔针方法不妥扣1分，未将针头和输液插头放入锐器盒各扣1分 未协助患者取舒适卧位扣1分	

续表

操作流程	操作步骤	分值	扣分项目	扣分
实施过程 （75分）	（3）整理床单位，取下输液卡，正确处理用物		未正确处理用物扣1分	
	（4）洗手，记录输液结束的时间、液体和药物滴入的总量		未洗手扣1分，未记录或记录不全扣1分	
评价 （6分）	1. 输液程序正确，动作规范，操作熟练	3	程序有误扣1分，动作不轻稳扣1分，操作不熟练扣1分	
	2. 无菌观念强，符合无菌技术操作原则	1	无菌观念不强扣1分	
	3. 关心爱护患者，体现人文关怀	1	关心患者不够扣1分	
	4. 完成时间：10分钟	1	每超时1分钟扣1分	
理论知识 （6分）	1. 外周静脉输液选取血管的原则	3	回答错误或不完整，每项酌情扣1~3分	
	2. 输液时调滴速需要特别注意的人群	3		
合计		100	扣分	
			最终得分	

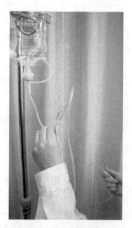
A. 将滴管倒置

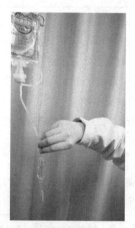
B. 将滴管转正

图 7-6-1 输液管排气

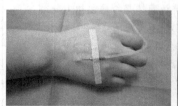
A. 固定针柄

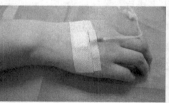
B. 保护穿刺点

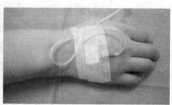
C. 固定导管

图 7-6-2 头皮针的固定

【注意事项】

1. 严格执行无菌操作及查对制度，预防感染及差错事故的发生。

2. 根据病情需要，合理安排输液顺序，并根据治疗原则，按急、缓及药物半衰期等情况合理分配药物。

3. 需要长期输液的患者，需合理使用静脉，以保护血管，通常建议从远心端小静脉开始穿刺（抢救时例外）。

4. 输液前，要排尽输液管及针头内的空气；药液滴尽前，应及时更换输液瓶（袋）或拔针，严防造成空气栓塞。

5. 注意药物的配伍禁忌，对于有刺激性或特殊药物，应在确认针头已刺入静脉内后再输入。

6. 严格掌握输液的速度。对有心、肺、肾疾病的患者，老年患者、婴幼儿，以及输注高渗、含钾或升压药液的患者，应遵医嘱控制输液速度；对严重脱水、休克患者，应遵医嘱快速输液，同时观察其心、肺功能。

7. 输液过程中要加强巡视，注意观察下列情况。

（1）液体滴入是否通畅，针头或输液管有无漏液，针头有无脱出、阻塞或移位，输液管有无扭曲、受压等。

（2）有无溶液外溢，穿刺部位有无红、肿、热、痛、渗出等表现。有些药物（如甘露醇、去甲肾上腺素等）外溢后会引起局部组织坏死，如发现上述情况，应立即停止输液并通知医生予以处理。

（3）密切观察患者有无输液反应，如患者出现心悸、畏寒、持续性咳嗽等情况，应立即减慢滴速或停止输液，并通知医生，及时处理。

（4）输入刺激性、腐蚀性药物的过程中，应注意观察回血情况，确保导管（针头）在静脉内。

（5）每次观察巡视后，应做好记录（记录在输液巡视卡或护理记录单上）。

【操作反思】

项目七　密闭式周围静脉输液法（留置针）

静脉留置针的特点是外套管柔软，对血管刺激性小，可完成间断给药、补充液体，以利于抢救和治疗。应用静脉留置针输液可以保护静脉，防止因反复穿刺给患者造成的痛苦和血管损伤，适用于长期输液、静脉穿刺较困难的患者。

【操作目的】

1. 补充水分及电解质，预防和纠正水、电解质及酸碱平衡紊乱，常用于各种原因引起的脱水、酸碱平衡失调患者，如腹泻、剧烈呕吐、大手术后的患者。

2. 增加循环血量，改善微循环，维持血压及微循环灌注量；常用于严重烧伤、大出血、休克等患者。

3. 供给营养物质，促进组织修复，增加体重，维持正氮平衡；常用于慢性消耗性疾病、胃肠道吸收障碍及不能经口进食（如昏迷、口腔疾病）的患者。

4. 输入药物，治疗疾病，如输入抗生素控制感染，输入解毒药物起到解毒作用，输入脱水剂降低颅内压等。

> **情境导入：**
> 　　患者，男，52 岁，身高 167cm，体重 70kg，既往体健。因"右膝关节疼痛加重"收住入院。体格检查：体温 36.6℃。脉搏 87 次/分，呼吸 20 次/分，血压 127/97mmHg。Mcmurray（半月板回旋挤压）试验（+），关节间隙压痛（+）。诊断：右膝关节骨性关节炎。医嘱：静脉留置针给药，0.9%氯化钠注射液 100mL + 头孢呋辛钠 1.5g，每日 3 次；0.9%氯化钠注射液 100mL + 酮咯酸氨丁三醇 30mg，每日 2 次。护士遵医嘱为患者进行静脉输液，需要完成以下任务。
>
> **任务目标：**
> 1. 遵医嘱为患者配制输注液体并安排输液顺序。
> 2. 严格执行查对制度和无菌技术操作原则，熟练规范地完成留置针静脉输液。
> 3. 在输液过程中能合理选择穿刺部位，保护患者静脉；准确调节输液的滴速。
> 4. 注意观察患者反应，并给予适当的处理。
>
> **任务实施：**
> 　　护士遵医嘱为患者准备输液用物，严格核查患者、药液，做好解释工作，为患者正确实施密闭式周围静脉输液（留置针）。

【操作准备】

1. 用物准备：流动水洗手设施、清洁剂、干手设施，必要时备护手液或直接干手消毒剂。

（1）治疗车上层：治疗盘、弯盘、碘伏、75%乙醇、无菌棉签、输入液体及药物（按医嘱准备）、注射器及针头、止血带、胶布（或输液敷贴）、小垫枕、一次性治疗巾、砂轮、开瓶器、一次性输液器、输液瓶签、处置卡、输液记录单、手消毒液、静脉留置针（根据患者评估结果选择合适型号）、输液接头、透明贴膜、封管液（无菌生理盐水或稀释肝素溶液）、数据收集器（PDA）。

(2)治疗车下层：锐器盒、生活垃圾桶、医疗垃圾桶。

(3)其他：输液架，必要时准备瓶套、小夹板、棉垫及绷带、输液泵。

2. 环境准备：整洁，安静，舒适，安全。

3. 患者准备：了解静脉输液(留置针)的目的、方法、注意事项及配合要点；输液前排尿或排便，取舒适卧位。

4. 护士准备：衣帽整洁，修剪指甲，洗手，戴口罩。

【操作流程及评分标准】

密闭式周围静脉输液(留置针)操作流程及评分标准见表7-7-1。

表7-7-1 密闭式周围静脉输液(留置针)操作流程及评分标准

操作流程	操作步骤	分值	扣分项目	扣分
素质要求 (5分)	1. 仪表大方，沉着稳健	1	紧张、不自然扣1分	
	2. 报告姓名、操作项目，语言流畅	2	未报告扣2分，报告不全扣1分	
	3. 衣帽整洁，着装符合要求，指甲已修剪	2	着装不整洁扣1分，未修剪指甲扣1分	
评估 (8分)	1. 用物：充分，能顺利完成操作	2	用物不全扣1~2分	
	2. 环境：整洁，安静，明亮，有屏风遮挡，符合操作要求	1	环境不当扣1分	
	3. 评估患者的年龄、病情、意识及营养状况，心理状况及配合程度，穿刺部位的皮肤、血管状况及肢体活动度	3	未评估扣3分，评估不全扣1~3分	
	4. 护士：正确洗手，戴口罩	2	未洗手扣1分，未戴口罩扣1分	
实施过程 (79分)	1. 核对并检查药物： (1)核对药液瓶签(药名、浓度、剂量)、给药时间、给药方法 (2)检查药液的质量	4	未核对扣2分，核对项目不全扣1~2分 未检查扣2分，检查不全扣1~2分	
	2. 加药： (1)拉开输液瓶的"拉环"(或用开瓶器启开输液瓶铝盖的中心部分)，以瓶塞刺入点为中心环形消毒，由内向外螺旋涂擦至瓶塞(或铝盖)下端瓶颈部 (2)按照医嘱加入药物 (3)根据患者病情需要有计划地安排输液顺序	3	未正确拉开输液瓶的"拉环"或启开铝盖中心部分扣1分，消毒瓶塞方法或部位错误扣1分 未按患者病情安排输液顺序扣1分	

续表

操作流程	操作步骤	分值	扣分项目	扣分
实施过程 (79分)	3. 填写、粘贴输液贴： (1)根据医嘱(处置卡上的内容)填写输液贴 (2)将填好的输液贴倒贴于输液瓶空白处(必要时套上瓶套)，标注加药日期、时间，签名；若为机打的输液贴，需要进行核对	4	未填写扣1分 输液贴覆盖原标签扣1分；未标注(或未核对机打输液贴)扣2分，标注不全扣1~2分	
	4. 插输液器： (1)检查输液器包装、有效期及质量 (2)打开输液器包装，取出输液器，将其插头插入瓶塞，直至插头根部 (3)关闭调节器	4	未检查扣2分，检查不全扣1~2分 插入时污染扣1分 未关闭调节器扣1分	
	5. 整理用物，洗手	1	未洗手扣1分	
	6. 核对患者(操作前查对)：携用物至患者床旁，核对患者姓名、床号、腕带、住院号，以及药名、给药时间、药物浓度、剂量和用法，扫描PDA；洗手	3	未核对扣2分，核对不全扣1~2分；未洗手扣1分	
	7. 连接留置针与输液器： (1)检查留置针包装，包括型号、有效期、有无破损，针头斜面有无倒钩，导管边缘是否粗糙 (2)打开静脉留置针、输液接头外包装，将输液接头、留置针、输液器连接好	3	未检查扣2分，检查缺项扣1~2分 未连接好或污染扣1分	
	8. 排气： (1)一手夹持穿刺针和调节器，另一手将输液瓶(袋)挂于输液架上，高度适当 (2)倒置茂菲氏滴管，打开调节器，使输液瓶(袋)内的液体流出 (3)当茂菲氏滴管内的液面达到滴管1/2~2/3满时，迅速转正滴管，使液平面缓慢下降，直至排尽导管和穿刺针内的空气，将其排于弯盘内，关闭调节器 (4)将输液管末端放入输液器包装袋内，置于治疗盘中，将留置针放回留置针盒内	6	 未打开调节器扣1分 滴管液面过低或过高扣1分，滴管下端导管内有空气扣3分 输液管末端被污染扣1分	

续表

操作流程	操作步骤	分值	扣分项目	扣分
实施过程 (79分)	9. 选择穿刺部位： (1) 协助患者取舒适体位，将小垫枕置于穿刺肢体下，铺治疗巾 (2) 在穿刺点上方8~10cm处扎止血带，使止血带尾端向上，选择粗直、弹性好的血管进行穿刺，松开止血带	4	未垫小枕或未铺治疗巾扣1分 止血带位置不当、过松或过紧扣1分，选择血管不当扣1分，未松止血带扣1分	
	10. 消毒皮肤：以穿刺点为中心消毒穿刺部位皮肤，由内向外，消毒范围直径≥8cm，待干	1	消毒不规范扣1分	
	11. 准备胶布：检查无菌透明敷贴的包装、有效期，打开透明敷贴，并在透明敷贴上标记日期和时间，操作者签字；准备胶布	2	未准备透明敷贴扣1分，未标明日期和时间扣1分	
	12. 再次扎止血带：在穿刺点上方8~10cm处扎止血带	1	止血带位置不对、过松或过紧扣1分	
	13. 二次消毒：以穿刺点为中心消毒穿刺部位皮肤，消毒方向与第一次方向相反，由内向外，消毒范围直径≥8cm	1	消毒不规范扣1分	
	14. 静脉穿刺： (1) 取下针套，旋转松动外套管，转动针芯(图7-6-3)，打开调节器，再次排气于弯盘中，检查输液管里有没有气体，关闭调节器 (2) 操作中核对：患者姓名、床号、腕带、住院号，以及药名、给药时间、给药方法、浓度和剂量 (3) 嘱患者握拳，护士用一手绷紧穿刺部位皮肤，固定静脉，以惯用手持针，针尖斜面向上与皮肤呈15°~30°(图7-6-4)，自静脉走向刺入皮下，见回血后，压低角度(放平针翼)，顺静脉走行再继续进针0.2cm，送外套管(图7-6-5) (4) 撤针芯：一手固定两翼，另一手迅速将针芯抽出，放于锐器盒中	14	导管内有空气扣3分，未关闭调节器扣1分 未核对扣2分，核对不全扣1~2分 进针角度不对扣1分，穿刺失败扣5分，未见回血调整再次进针扣2~5分 固定或撤针芯手法不妥扣1分，针芯未放入锐器盒扣1分	

续表

操作流程	操作步骤	分值	扣分项目	扣分
实施过程（79分）	15. 固定： （1）用惯用手拇指固定好针柄，松开止血带，嘱患者松拳，打开调节器 （2）待液体滴入通畅、患者无不适后，用无菌透明敷贴膜密闭式固定留置针，呈"U"形固定留置针接头，用胶布平台法固定输液管（图7-6-6）	5	未松开止血带、未嘱患者松拳、未打开调节器各扣1分 固定方式不当扣2分	
	16. 调节滴速（口述）：根据患者年龄、病情及药物性质调节输液滴速（通常情况下，成人40~60滴/分，儿童20~40滴/分）	3	滴数调节不当扣2分，未口述或口述错误扣1分	
	17. 操作后查对：核对患者的姓名、床号、腕带、住院号，以及药物名称、浓度、剂量、有效期、给药时间和方法	2	未核对扣2分，核对缺项扣1~2分	
	18. 操作后处理： （1）撤去治疗巾，取下止血带和小垫枕，协助患者取安全、舒适卧位 （2）将呼叫器放于患者易取处，告知患者输液中的注意事项 （3）整理床单位，正确处理用物 （4）洗手；记录输液开始的时间，输入药液的种类、名称、滴速，患者的全身及局部状况；签名	5	未撤去治疗巾、止血带和小垫枕扣1分 未告知患者注意事项扣1分 未处理用物扣1分 未洗手扣1分，未记录或记录不全扣1分	
	19. 冲封管：输液完毕，进行冲封管 （1）关闭调节器 （2）将输液器与输液接头断开，消毒输液接头，用注射器向输液接头内脉冲式注入封管液，正压封管，关闭小夹子	3	未关闭调节器扣1分 未正压封管扣1分，未关闭小夹子扣1分	
	20. 再次输液： （1）消毒输液接头 （2）用注射器连接输液接头，以脉冲式输入生理盐水，确认导管在静脉内 （3）连接输液器，固定输液管，调节滴速	4	未消毒扣1分 未确认导管在静脉内扣1分 未固定输液管扣1分，未调节滴速扣1分	

续表

操作流程	操作步骤	分值	扣分项目	扣分
实施过程（79分）	21. 输液完毕后的处理： （1）确认全部液体输入完毕后，关闭调节器 （2）轻轻揭开胶布及透明敷贴，去除胶布和输液敷贴，用无菌干棉签或无菌棉球沿血管纵行向心方向轻压穿刺点上方，快速拔出套管针，局部按压至无出血。将静脉输液针头和输液插头剪至锐器盒中 （3）协助患者适当活动穿刺肢体，并协助取舒适卧位，整理床单位，取下输液卡，正确处理用物 （4）洗手，记录输液结束的时间、液体和药物滴入的总量、患者有无全身和局部反应	6	未确认液体是否输完扣1分 拔针方法不妥扣1分，局部按压时间不足扣1分，未将针头和输液插头放入锐器盒扣1分 未洗手扣1分，未记录或记录不全扣1分	
评价（4分）	1. 程序正确，动作规范，操作熟练	1	操作不熟练扣1分	
	2. 无菌观念强，符合无菌技术操作原则	1	无菌意识欠缺扣1分	
	3. 关心爱护患者，体现人文关怀	1	关心患者不够扣1分	
	4. 完成时间：12分钟	1	每超时1分钟扣1分	
理论知识（4分）	正确冲管和封管的方法	4	回答错误或不完整扣1~4分	
合计		100	扣分	
			最终得分	

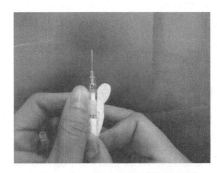

图7-7-1 静脉留置针旋转针芯

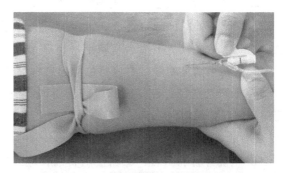

图7-7-2 静脉留置针穿刺的进针角度

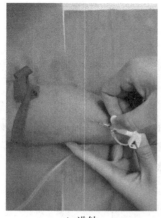 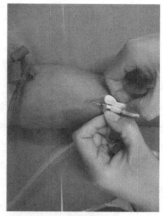

A. 进针　　　　　　　　　B. 退针芯

图 7-7-3　静脉留置针穿刺

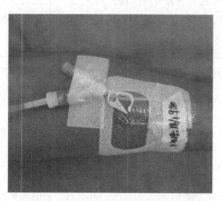

图 7-7-4　静脉留置针的固定

【注意事项】

1. 采用静脉留置针穿刺时，一般留置针可以保留 3~5 天，最好不要超过 7 天，严格按照产品说明书执行。

2. 血管选择：①宜选择上肢静脉作为穿刺部位，避开静脉瓣、关节部位及有瘢痕、炎症、硬结等处的静脉。②成年人不宜选择下肢静脉进行穿刺，因易导致下肢静脉炎及血栓。③接受乳房根治术和腋下淋巴结清扫术的患者应选健侧肢体进行穿刺，有血栓史和血管手术史的静脉不应行静脉留置针穿刺。

3. 消毒剂选择：在穿刺和维护导管时，应选择合格的皮肤消毒剂，宜选用 2% 葡萄糖酸氯己定醇溶液（年龄 <2 个月的婴儿慎用）、有效碘浓度不低于 0.5% 的碘伏或 2% 碘溶液和 75% 乙醇。

4. 正确冲管和封管：①输注药物前，应先输入生理盐水确定导管在静脉内。②冲管和封管应使用 10mL 及以上注射器或一次性专用冲洗装置。③给药前、后宜用生理盐水脉冲式冲洗导管，如果遇到阻力或者抽吸无回血，应进一步确定导管的通畅性，不应强行冲洗导管。④输液完毕后，应用导管容积加延长管容积 2 倍的生理盐水或肝素盐水正压封管。

5. 透明敷料更换：无菌透明敷料应至少 7 天更换一次。若穿刺部位发生渗液、渗血时，应及时更换敷料；穿刺部位的敷料发生松动、污染或完整性受损时，应立即更换。

【操作反思】

（杨婵娟　李晓娟　王　佳　苏向妮　化前珍）

模块八 急救及临终护理技术

项目一 吸痰法

吸痰法是指经口、鼻腔将呼吸道的分泌物吸出，以保持呼吸道通畅，预防吸入性肺炎、肺不张、窒息等并发症的一种方法。临床上，吸痰法主要用于年老体弱、危重昏迷、麻醉未清醒前等各种原因引起的不能有效咳嗽、排痰者。

【操作目的】

1. 清除呼吸道分泌物，保持呼吸道通畅。
2. 促进呼吸功能，改善肺通气。
3. 预防呼吸道并发症的发生。

情境导入：

张某，男，70岁，慢性咳嗽、咳痰20余年，3天前因受凉感冒后咳嗽、咳痰加重而住院。患者意识清楚，口唇轻度发绀，听诊呼吸道有大量分泌物无法咳出。医嘱：吸痰。护士需要完成以下任务。

任务目标：

1. 为患者进行经口鼻吸痰。
2. 清除呼吸道分泌物，保持呼吸通畅。
3. 吸痰过程中应动作轻柔，做好心理护理，关爱患者。

任务实施：

1. 护士遵医嘱为患者进行经口鼻吸痰。
2. 操作中注意观察患者反应，操作熟练规范，减轻患者痛苦，避免损伤。

【操作准备】

1. 用物准备：流动水洗手设施、清洁剂、干手设施，必要时备护手液或直接干手消毒剂。

(1) 中心负压吸痰器（图8-1-1）。

(2) 治疗车上层：有盖罐2只（试吸罐和冲洗罐，内盛无菌生理盐水）、一次性无菌吸痰管数根、无菌纱布、无菌止血钳或镊子、无菌手套、弯盘、医嘱单。

(3) 治疗车下层：中心负压吸引储液瓶（图8-1-2）或电动吸引器（图8-1-3）、

医疗垃圾桶、生活垃圾桶。

(4)必要时备压舌板、开口器、舌钳、电插板。

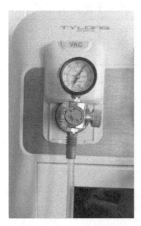

图8-1-1　中心负压吸引器

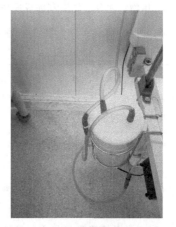

图8-1-2　中心负压吸引储液瓶

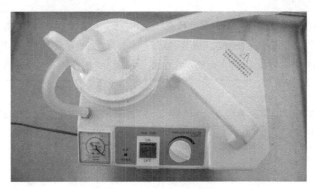

图8-1-3　电动吸引器

2. 环境准备：光线明亮，室温适宜，环境安静。

3. 患者准备：了解吸痰的目的、方法、注意事项及配合要点；体位舒适，情绪稳定。

4. 护士准备：着装整洁，修剪指甲，洗手，戴口罩。

【操作流程及评分标准】

吸痰法的操作流程及评分标准见表8-1-1。

表8-1-1　吸痰法的操作流程及评分标准

操作流程	操作步骤	分值	扣分项目	扣分
素质要求 (5分)	1. 仪表大方，沉着稳健	1	紧张、不自然扣1分	
	2. 报告姓名、操作项目，语言流畅	2	未报告扣2分，报告不全扣1分	
	3. 衣帽整洁，着装符合要求，指甲已修剪	2	衣着不整或未修剪指甲各扣1分	

续表

操作流程	操作步骤	分值	扣分项目	扣分
评估 (10分)	1. 用物：充分，能顺利完成操作	3	用物不全扣1~3分	
	2. 环境：清洁安静，温、湿度适宜，通风良好	2	环境不当扣1~2分	
	3. 患者：病情、意识状态、心理状态及配合程度，呼吸道痰液情况，鼻腔、口腔黏膜情况，有无活动性义齿	3	未评估扣3分，评估不全扣1~3分	
	4. 护士：正确洗手，戴口罩	2	未洗手、未戴口罩各扣1分	
实施过程 (70分)	1. 核对解释： (1)携用物至患者床前，核对患者床号、姓名、腕带、住院号 (2)向患者解释吸痰的方法及注意事项，取得患者配合	8	未核对扣4分；核对项目不全，缺一项扣1分 未解释扣4分，解释不全扣1~2分	
	2. 调节：接通电源，打开开关，检查吸引器性能，调节负压(口述)：成人40.0~53.3kPa(300~400mmHg)，儿童<40.0kPa	6	未检查机器性能扣4分，未调节负压或负压不正确扣2分	
	3. 检查： (1)检查患者口腔、鼻腔 (2)取下活动义齿(口述)	4	未检查口腔、鼻腔扣2分 未口述扣2分	
	4. 摆体位： (1)辅助患者仰卧，将其头偏向操作者一侧 (2)必要时给予高流量吸氧3~5分钟(口述)	4	未摆体位或体位不正确扣1~3分 未口述吸氧扣1分	
	5. 试吸： (1)选择合适的吸痰管，检查有效期、包装有无破损，打开包装，连接吸痰管 (2)在试吸罐中试吸少量生理盐水，检查吸痰管是否通畅，同时润滑导管前端	10	未检查吸痰管扣2分，型号不符扣2分，吸痰管被污染扣4分 未试吸扣2分	
	6. 吸痰： (1)一手反折吸痰管末端阻断负压，另一手用无菌血管钳(镊)或者戴手套持吸痰管前端，插入口咽部(10~15cm) (2)放松导管末端，采取左右旋转并向上提管的手法，先吸口咽部分泌物，再吸气管内分泌物。每次吸痰时间小于15秒	12	未阻断负压扣4分，插管深度不正确扣2分 未恢复负压扣2分，操作手法不正确扣2分，吸痰时间超过15秒扣2分	

续表

操作流程	操作步骤	分值	扣分项目	扣分
实施过程（70分）	7. 抽吸：将吸痰管退出时，在冲洗罐中用生理盐水抽吸，以免分泌物堵塞吸痰管。一根吸痰管只能使用一次	6	未冲洗吸痰管扣3分，吸痰管重复使用扣3分	
	8. 观察：吸痰过程中，观察患者气道是否通畅；观察患者的反应，如面色、呼吸、心率、血压等，以及吸出液的色、质、量	4	未观察患者情况扣4分，观察不全扣2~4分	
	9. 安置患者：擦净患者脸部分泌物，辅助患者取舒适体位，整理床单位	4	未擦净分泌物扣2分，未整理或未取舒适体位扣2分	
	10. 操作后处理： (1) 吸痰管按一次性用物处理，将吸痰的玻璃接管插入床头盛有消毒液的试管中浸泡 (2) 用物按医疗、生活废物分类要求进行处置 (3) 洗手，记录痰液的量、颜色、黏稠度、气味及患者的反应等	12	吸痰管处置不得当扣2~4分 用物处置不得当扣2~4分 未洗手扣2分，未记录扣2分	
评价（10分）	1. 操作熟练、正确，未损伤呼吸道黏膜，无菌观念强，有自我防护意识	5	操作不熟练或程序有误扣1~2分，无菌观念或防护意识不强扣1~3分	
	2. 关心爱护患者，体现人文关怀，随时关注患者病情，患者无不良反应	5	关心患者不够扣1~3分，未观察病情扣1~2分	
理论知识（5分）	1. 吸痰的目的 2. 吸痰的注意事项	5	回答错误扣5分；回答不完整，每项扣1~2分	
合计		100	扣分	
			最终得分	

【注意事项】

1. 吸痰前，需检查电动吸引器性能是否良好，连接是否正确。

2. 严格执行无菌操作，每次吸痰应更换吸痰管。

3. 每次吸痰时间应小于15秒，以免造成缺氧。

4. 吸痰动作应轻稳，防止呼吸道黏膜损伤；痰液黏稠时，可配合叩击、蒸汽吸入或雾化吸入，以提高吸痰效果。

5. 若行气管切开吸痰，应注意无菌操作，先吸气管切开处，再吸口(鼻)部。

6. 电动吸引器连续使用时间不宜过久，储液瓶内液体达 2/3 满时，应及时倾倒，以免液体过多吸入马达内损坏仪器。储液瓶内应放少量消毒液，使吸出液不至于黏附于瓶底，便于清洗、消毒。

7. 如果给患者吸痰时有明显的血氧饱和度下降的问题，吸痰前应提高氧浓度；建议在吸痰前的 30~60 秒向儿童和成人提供 100% 的氧。

8. 建议成人和儿童使用的吸痰管（直径）要小于他们使用的气管插管的直径的 50%，婴儿则要小于 70%。

【操作反思】

_____

_____

_____

项目二　洗胃法

洗胃法是将胃管插入患者胃内，反复注入和吸出一定量的液体，从而达到清除胃内未被吸收的毒物或刺激物的一种灌洗方法。

【操作目的】

1. 解毒：清除胃内毒物或刺激物，减少毒物吸收，还可利用不同灌洗液进行中和解毒，用于急性食物或药物中毒。服毒后 4~6 小时内洗胃最有效。

2. 减轻胃黏膜水肿：幽门梗阻患者饭后常有滞留现象，引起上腹胀满、不适、恶心、呕吐等症状，通过洗胃可减轻滞留物对胃黏膜的刺激，减轻胃黏膜水肿、炎症。

> **情境导入：**
>
> 　　徐某，女，36 岁，因与家人不和，口服不明药水 1 瓶，半小时后出现多汗、腹痛、恶心伴呕吐，呕吐物有大蒜味，家人即刻呼叫"120"，于上午 10 时送至急诊科。查体：体温 36.5℃，脉搏 100 次/分，呼吸 30 次/分，血压 100/60mmHg。患者神志不清，呼之不应，皮肤湿冷，肌肉颤动，巩膜无黄染，双侧瞳孔缩小呈针尖样，对光反射减弱，流涎，大小便失禁。护士遵医嘱为其洗胃，需要完成以下任务。
>
> **任务目标：**
>
> 1. 正确实施洗胃。
> 2. 根据患者中毒情况、毒物种类，选择洗胃溶液。
> 3. 了解患者心理状态，洗胃后应做好心理护理。

模块八 急救及临终护理技术

> **任务实施：**
> 1. 护士遵医嘱为患者实施洗胃。
> 2. 操作中注意观察患者反应，操作熟练规范，减轻患者痛苦，避免损伤。

【操作准备】

1. 用物准备：流动水洗手设施、清洁剂、干手设施，必要时备护手液或直接干手消毒剂。

（1）治疗车上层：治疗盘内置无菌洗胃包（内有胃管、镊子、纱布或使用一次性胃管）、防水布、治疗巾、检验标本容器或试管、量杯、水温计、压舌板、弯盘、棉签、50mL注射器、听诊器、手电筒、液体石蜡、胶布，必要时备张口器、牙垫、舌钳（放于治疗碗内）。

（2）治疗车下层：水桶2只，分别盛洗胃液、污水。按医嘱根据毒物性质准备洗胃溶液，一般用量为10000~20000mL，将洗胃溶液温度调节到25~38℃范围内为宜。

（3）洗胃设备：全自动洗胃机（图8-2-1）。

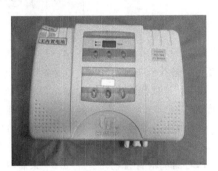

图8-2-1 全自动洗胃机

2. 环境准备：光线明亮，宽敞，安全，温、湿度适宜。
3. 患者准备：了解洗胃的目的、方法、注意事项及配合要点，取舒适体位。
4. 护士准备：着装整洁，修剪指甲，洗手，戴口罩。

【操作流程及评分标准】

洗胃（全自动洗胃机）的操作流程及评分标准见表8-2-1。

表8-2-1 洗胃（全自动洗胃机）的操作流程及评分标准

操作流程	操作步骤	分值	扣分项目	扣分
素质要求 （5分）	1. 仪表大方，沉着稳健	1	紧张、不自然扣1分	
	2. 报告姓名、操作项目，语言流畅	2	未报告扣2分，报告不全扣1分	
	3. 衣帽整洁，着装符合要求，指甲已修剪	2	衣着不整或未修剪指甲扣1~2分	

续表

操作流程	操作步骤	分值	扣分项目	扣分
评估 (10分)	1. 用物：齐全，能顺利完成操作	2	用物不全扣1~2分	
	2. 环境：室内光线充足，有屏风遮挡，清洁安静，温、湿度适宜，通风良好，符合操作要求	2	环境不当扣1分，未遮挡扣1分；未评估扣2分	
	3. 患者：年龄、病情、医疗诊断、意识状态、生命体征等，口鼻黏膜有无损伤，有无活动义齿，心理状态以及对洗胃的耐受能力、合作程度、知识水平、既往经验等	4	未评估扣4分，评估不全扣1~4分	
	4. 护士：洗手，戴口罩	2	未洗手扣1分，未戴口罩扣1分	
实施过程 (72分)	1. 核对解释： (1)携用物至患者床前，核对患者床号、姓名、腕带、住院号 (2)向患者解释洗胃目的、过程和配合方法	8	未核对扣4分；核对项目不全，缺一项扣1分 未解释扣4分；解释不全，缺一项扣1分	
	2. 插管，洗胃： (1)安置体位：协助患者取半坐位或左侧卧位，做好剑突标记，将其头偏向一侧	3	未安置体位或体位不当扣1~3分	
	(2)操作前检查：通电，检查机器功能完好，并连接各种管道	4	未检查机器完好性扣2分，管道连接不正确扣2分	
	(3)将治疗巾铺于患者颌下，并将弯盘置于口角旁，清除口腔分泌物	4	未铺治疗巾扣1分，未摆放弯盘扣1分，未清理口腔扣2分	
	(4)插胃管：用液体石蜡润滑胃管前端，润滑插入长度的1/3，插入长度为前额发际至剑突的距离，由口腔插入55~60cm（同时口述）	8	未润滑胃管扣2分，润滑长度不足扣1~2分，未测量插管长度扣2分，插管方法有误扣2分	
	(5)检测胃管的位置：通过三种检测方法确定胃管确实在胃内（用注射器抽出胃液、听气过水声、胃管置于水中无气泡溢出），证实后用胶布固定	4	未检查是否在胃内扣3分，固定不妥扣1分	
	(6)连接洗胃管，将已配好的洗胃液倒入水桶内，药管的另一端放入洗胃液桶内，污水管的另一端放入空水桶内，胃管的另一端与已插好的患者胃管相连，调节药量流速	8	管道连接有误扣2~4分，未调节流速扣4分	
	(7)吸出胃内容物：按"手吸"键，将吸出物送检（口述）；再按"自动"键，机器即开始对胃进行自动冲洗，直至洗出液澄清、无味（同时口述）	6	未留取胃液送检扣2分，程序不熟悉或口述不清酌情扣1~4分	

续表

操作流程	操作步骤	分值	扣分项目	扣分
实施过程（72分）	3. 观察：洗胃过程中，随时注意洗出液的性质、颜色、气味、量，以及患者面色、脉搏、呼吸和血压的变化（同时口述）	5	未观察病情扣5分；观察不全，缺一项扣1分	
	4. 拔管：洗毕，反折胃管，拔出	4	拔管方法不正确扣2~4分	
	5. 整理： （1）协助患者漱口、洗脸，帮助患者取舒适卧位，整理床单位 （2）整理用物，按医疗、生活垃圾要求处理	8	未协助患者漱口、洗脸扣2分，未协助患者卧位舒适扣2分，未整理床单位扣2分，未分类处理用物扣2分	
	6. 清洁：将自动洗胃机三管（药管、胃管、污水管）同时放入清水中，按"清洗"键，清洗各管腔后，将各管同时取出，待机器内水完全排尽后，按"停机"键关机	4	未清洁机器扣4分	
	7. 洗手；记录灌洗液的名称、量，洗出液的颜色、气味、性质、量，患者的全身反应	6	未洗手扣2分；未记录扣4分，记录缺一项扣1分	
评价（8分）	1. 操作熟练、正确，未损伤口腔、食管黏膜，有自我防护意识	4	操作不熟练或程序有误扣2分，自我防护不够扣2分	
	2. 关心爱护患者，体现人文关怀，随时关注患者病情变化，患者无不良反应	4	关心患者不够扣2分，未观察病情扣2分	
理论知识（5分）	1. 洗胃的目的	2	回答错误或不完整，每项酌情扣2~3分	
	2. 洗胃的注意事项	3		
合计		100	扣分	
			最终得分	

【注意事项】

1. 注意了解患者中毒情况，如中毒的时间、途径，毒物种类、性质、量等，来院前是否呕吐。

2. 准确掌握洗胃的适应证和禁忌证。

（1）适应证：非腐蚀性毒物中毒，如有机磷、安眠药、重金属类、生物碱及食物中毒等。

（2）禁忌证：强腐蚀性毒物（如强酸、强碱）中毒、肝硬化伴食管－胃底静脉曲张、胸主动脉瘤、近期内有上消化道出血及胃穿孔、胃癌等。患者吞服强酸、强碱等腐蚀性药物，禁忌洗胃，以免造成穿孔；可按医嘱给予药物，或迅速给予物理性对抗剂（如牛奶、豆浆、蛋清、米汤等），以保护胃黏膜。上消化道溃疡、食管静脉曲张、胃癌等患者一般宜不洗胃，昏迷患者应谨慎洗胃。

3. 急性中毒病例，应紧急采用口服催吐法，必要时进行洗胃，以减少中毒物的吸收。插管时，动作要轻、快，切勿损伤食管黏膜或误入气管。

4. 当中毒物质不明时，洗胃溶液可选用温开水或生理盐水。待毒物性质明确后，再采用对抗剂洗胃。

5. 洗胃过程中应随时观察患者的面色、生命体征、意识、瞳孔变化、口腔和鼻腔黏膜情况及口中气味等；患者有腹痛、休克，洗出液呈血性，应立即停止洗胃，采取相应的急救措施。当出现洗胃并发症（包括急性胃扩张、胃穿孔，大量低渗液洗胃致水中毒、水及电解质紊乱、酸碱平衡失调，昏迷患者误吸或过量胃内液体反流致窒息，迷走神经兴奋致反射性心脏骤停）时，应及时观察并做好相应的急救措施，并做好记录。

6. 注意患者的心理状态、合作程度及对康复的信心。向患者讲述操作过程中可能会出现不适，如恶心、呕吐等，希望得到患者的合作；告知患者和家属有误吸的可能与风险，取得理解；向其介绍洗胃后的注意事项，对自服毒物者要耐心劝导，做针对性心理护理，帮助其改变认知，要为患者保守秘密与隐私，减轻其心理负担。

7. 洗胃后应注意患者胃内毒物清除状况，中毒症状有无得到缓解或控制。

8. 为幽门梗阻患者洗胃，可在饭后 4~6 小时或空腹时进行。

【操作反思】

项目三　尸体护理

尸体护理是护理人员在患者死亡后对死者尸体进行的一项护理，使之外观清洁、姿势良好。它是护理人员对临终患者实施完整护理的最后步骤，也是临终关怀的重要内容之一。做好尸体护理既是对死者的同情和尊重，也是对家属最大的心理安慰。

【操作目的】

1. 使尸体清洁，维护良好的尸体外观，防止尸体僵硬，易于辨认。

2. 安慰家属，做好心理疏导，减轻家属哀伤。

模块八　急救及临终护理技术

> **情境导入：**
> 　　患者，男，75岁，患冠心病29年，2天前因淋雨并发呼吸道感染。患者出现呼吸困难、咳嗽、咳痰急诊入院。查体：患者呈坐位，体温38.5℃，呼吸32次/分，考虑为心力衰竭。今晨患者突然晕厥、意识丧失，立即行心肺复苏，终因抢救无效于10：20死亡。护士需要遵医嘱完成尸体护理。
> **任务目标：**
> 　　1. 明确死亡的标准，区分死亡过程的分期。
> 　　2. 以正确的方法及时进行尸体护理，使尸体清洁，外观良好，易于辨认，体现对死者的同情和尊重。
> 　　3. 树立唯物主义的死亡观和严肃认真的态度，尽心尽责做好尸体护理及死者家属的安抚工作。
> **任务实施：**
> 　　1. 护士遵医嘱为死者实施尸体护理，维护死者的隐私和尸体良好的外观。
> 　　2. 表达对死者家属的安慰，减轻其哀伤。

【操作准备】

1. 用物准备：具体如下。

(1)治疗车上层：血管钳、剪刀、松节油、绷带、不脱脂棉球、梳子、尸袋或尸单、衣裤、鞋、袜等；有伤口者，备换药敷料，必要时备隔离衣和手套等；擦洗用具、手消毒液。

(2)治疗车下层：生活垃圾桶、医疗垃圾桶。

(3)屏风或围帘。

2. 环境准备：安静，肃穆，必要时用屏风遮挡。

3. 护士准备：衣帽整洁，修剪指甲，洗手，戴口罩、手套。

【操作流程及评分标准】

尸体护理的操作流程及评分标准见表8-3-1。

表8-3-1　尸体护理的操作流程及评分标准

操作流程	操作步骤	分值	扣分项目	扣分
素质要求 (5分)	1. 仪表大方，沉着稳健	1	紧张、不自然扣1分	
	2. 报告姓名、操作项目，语言流畅	2	未报告扣2分，报告不全或不流畅扣1~2分	
	3. 衣帽整洁，着装符合要求，指甲已修剪	2	着装不整洁扣1分，未修剪指甲扣1分	

续表

操作流程	操作步骤	分值	扣分项目	扣分
评估 (10分)	1. 用物：齐全，能顺利实施护理操作	2	用物不全扣1~2分	
	2. 环境：安静，肃穆	2	环境不当扣1~2分	
	3. 患者：诊断、治疗、抢救过程、死亡原因及时间，尸体的清洁程度，有无伤口、引流管等情况，死者家属对死亡的态度	4	未评估扣4分，评估内容不全扣1~4分	
	4. 护士：洗手，戴口罩	2	未洗手扣1分，未戴口罩扣1分	
实施过程 (72分)	1. 核对解释： (1)携用物至死者床旁，核实死者，必要时用隔帘或屏风遮挡	4	未核对扣2分；未遮挡，影响其他患者情绪扣2分	
	(2)向家属解释尸体护理的目的、方法、注意事项及配合要点	2	未向家属解释扣2分	
	2. 劝慰家属：请家属暂离病房，或共同进行尸体护理	2	未劝慰家属扣2分	
	3. 撤去一切治疗用品，如输液管、氧气管、导尿管等	6	未撤除治疗用品扣6分，撤除不全扣2~6分	
	4. 安置体位：将床支架放平，使尸体仰卧，头下置一软枕，留一层大单遮盖尸体	8	床支架未放平扣2分，头下未置软枕扣3分，未用大单遮盖扣3分	
	5. 清洁面部，整理遗容：为死者洗脸，有义齿者代为装上（口述），闭合口、眼；若眼睑不能闭合的处理方法（口述）：用毛巾湿敷，或于上眼睑下垫少许棉花，使之下垂闭合；若嘴不能闭合，轻揉下颌，或用四头带固定	10	清洁面部不到位扣1~2分，未口述代装义齿扣2分，未口述口、眼闭合的方法各扣2分，未处理或处理不当扣2分	
	6. 填塞孔道：用血管钳将棉花垫塞于口、鼻、耳、肛门、阴道等孔道中	10	未填塞各孔道扣10分，遗漏一处扣2分，棉花外露扣1分	
	7. 清洁全身：脱去衣裤，擦净全身，更衣梳发。用松节油或乙醇擦净胶布痕迹，有伤口者更换敷料，有引流管者拔出后缝合伤口，或用蝶形胶布封闭并包扎	8	擦拭不到位或不彻底扣1~2分，未擦净胶布痕迹扣1~2分，伤口未更换敷料扣2分，拔管未缝合伤口或包扎扣2分	
	8. 包裹尸体：为死者穿上尸衣裤，把尸体放进尸袋并拉好拉链；也可用尸单包裹尸体，并用绷带在胸部、腰部、踝部固定牢固	8	尸衣裤穿戴不到位扣2分，尸单包裹尸体不严扣2分，未用绷带固定扣2分，绷带固定不牢扣1~2分	

续表

操作流程	操作步骤	分值	扣分项目	扣分
实施过程（72分）	9. 交接尸体：协助移动尸体至停尸箱内，做好与殡仪服务中心的交接（口述）	2	未口述扣2分	
	10. 操作后处理： (1) 处理床单位，终末消毒（口述）	2	未实施或口述处理方法扣2分	
	(2) 整理病历，完成各项记录，按出院手续办理结账；在体温单上记录死亡时间，注销各种执行单（治疗、药物、饮食卡等）	6	未完成各项记录扣2分，未记录死亡时间扣2分；未注销各种执行单扣2分，注销不全扣1~2分	
	(3) 整理患者遗物并转交家属；若家属不在，应由2人清点，列出清单	4	未整理或移交扣2分，未清点列出清单扣2分	
评价（7分）	1. 尸体清洁，外观良好	2	外观不整扣2分	
	2. 护士操作熟练、程序正确	2	操作不熟练或程序有误扣1~2分	
	3. 尊重死者，体现对死者家属的关心与体贴	2	未体现对死者的尊重和对家属的安抚扣2分	
	4. 时间：15分钟	1	超时扣1分	
理论知识（6分）	1. 尸体护理的目的	2	回答不全或错误，每项扣1~2分	
	2. 孔道填塞的目的及要求	2		
	3. 传染病患者尸体护理的注意事项	2		
合计		100	扣分	
			最终得分	

【注意事项】

1. 必须由医生开出死亡通知，并得到家属许可后，护士遵医嘱方可进行尸体护理。
2. 在向家属解释的过程中，护士应具有同情心和爱心，沟通的语言要体现对死者家属的关心与体贴，配合使用体态语言，会收到良好的效果。
3. 患者死亡后，应及时进行尸体护理，以防止尸体僵硬。
4. 传染病患者的尸体应使用消毒液擦洗，并用经消毒液浸泡的棉球填塞各孔道，尸体用尸单包裹后装入不透水的袋中，并做出传染标识；其床单位按传染病患者终末消毒方法处理。

【操作反思】

_____

_____

_____

(李晓娟　帖晓瑛　翟绪香)

附录　常用操作考核用语及操作流程

一、报告
报告老师（考官），我是××，我考核的项目是××，是否开始，请指示。

二、自我评估
衣帽整洁，指甲已修剪，无佩戴任何首饰—七步洗手法—烘干护肤。

三、核对患者并解释
1. 请问您叫什么名字？
2. 解释此项操作的目的。请您配合一下。

四、评估环境
室内环境安静整洁，宽敞明亮，温、湿度适宜，光线充足，适合操作。

五、检查用物
用物准备齐全，均在有效期内，可以使用。

六、洗手，戴口罩
用速干手消毒液洗手，戴口罩。

七、操作流程

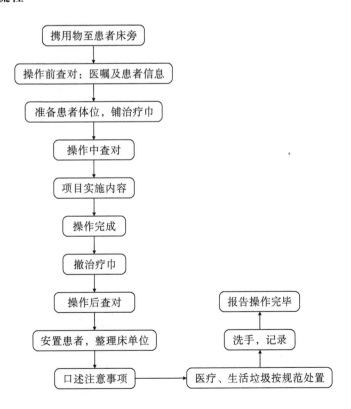

参考文献

[1] 李小寒,尚少梅.基础护理学[M].7版.北京:人民卫生出版社,2022.

[2] 曹梅娟,王克芳.新编护理学基础[M].4版.北京:人民卫生出版社,2022.

[3] 周春美,陈焕芬.基础护理技术[M].2版.北京:人民卫生出版社,2019.

[4] 姜安丽,钱晓璐.新编护理学基础[M].3版.北京:人民卫生出版社,2018.

[5] 李小寒,尚少梅.基础护理学[M].6版.北京:人民卫生出版社,2017.

[6] 卢玉彬,藏谋红.护理技能综合实训[M].2版.北京:人民卫生出版社,2021.

[7] 邓叶青,王桂华.基础护理技术[M].武汉:华中科技大学出版社,2022.

[8] 杨惠云,李谧宁.临床常见护理技能情景模拟[M].北京:人民卫生出版社,2019.

[9] 冯晓丽,李勇.老年照护(初级)[M].北京:中国人口出版社,2019.

[10] 杨青敏.老年慢性病居家护理指南[M].上海:上海交通大学出版社,2017.

[11] 沈晓岑,王雪菲.护理综合技能实训[M].武汉:华中科技大学出版社,2021.